ハイパフォーマーの睡眠技術

Sleep Skill

小林孝徳

人生100年時代、
人と組織の成長を支える眠りの戦略

実業之日本社

はじめに

本書を手にとったあなたは、何かしら睡眠の悩みを抱えているのではないでしょうか。抱え込んだ睡眠負債にどう対処していいのかわからなくなっている人、日中の仕事効率が思うように上がらず考えあぐねている人もいるでしょう。

でも、大丈夫です。これらの悩みを解消し、日々のパフォーマンスを最大化させるための取り組みを行っているのが私たちニューロスペースです。いわば、睡眠のプロ。ありがたいことに、弊社が実施している睡眠プログラムを導入した企業からは**「日中の集中力・決断力が上がった」「心に余裕が持てるようになった」**などうれしい報告をいただいています。

私が2013年に起業したニューロスペースは、**テクノロジーでさまざまな睡眠課題を解決するSleepTech（スリープ・テック）事業を展開しています**。企業向けの睡眠プログラムを提供し、会社の健康経営や生産性をアップするための業務を行い、これまでＡＮＡホールディングスやディー・エヌ・エー、吉野家など80社、トータル１万人以上の睡眠改善に取り組んできました。

約１万人以上のビジネスパーソンの睡眠を調べてわかったことは、**ハイパフォーマーほど良質な睡眠がとれている**ということです。ハイパフォーマーは、会社からの評価だけでなく、周囲の人からの信頼が厚く、もちろん数字での結果も残しています。

本書では、私たちがこれまで取り組んできたビジネスパーソン１万人以上の睡眠改善例やデータ、そして知見を交えながら、より実践的な睡眠改善についての方法を紹介していきます。

睡眠をコントロールし、リズムを整えていくだけで、良い眠りを手に入れることができます。眠気に阻害されず、日中に最大のパフォーマンスを発揮できる技術を手に入れてください。

個人だけでなく、組織として睡眠を考える時代

現代の資本主義社会では、睡眠を犠牲にしてたくさん働き、いかに生産性を上げられるかが重視されています。高度経済成長期から根強く残る古い慣習と成功体験にしがみつき、**時代が変わってもなお、眠りが実質的に妨げられている**のです。

たとえば、日中に気づかない間に一瞬の眠りに落ちてしまう「マイクロスリープ」という症状があります。このようなことが起きた場合、まずは社員の睡眠不足を疑うべきなのに、「気合が足りていない」などと単純な根性論で片づけられてしまうことが多いのが現状です。多くの問題の根本的な原因が睡眠にあるという可能性に気づいていない人や企業が多すぎるのです。

しっかりと良い眠りがとれていること。それが、一人ひとりの脳・心・身体を良い状態に保つためには欠かせません。一人ひとりの人間の集合体が、会社や学校、さまざまなコミュニティを成していることを考えると、個々の睡眠を改善することは、

個々のパフォーマンスを上げ、それが結果的に会社の業績や働く人たちの安心感、対外的な信頼度に直結するのです。

これからの時代は、睡眠は個人だけでなく、組織単位で考えるべき重要なことです。本書では、個々人の睡眠のノウハウだけでなく、睡眠をどのように日々の企業活動の中に取り入れるのかを、組織の視点からも見ていきます。

睡眠をとおして社会を変え、眠る文化をつくる

睡眠は生きていく上での大切な知恵です。

本来、教育現場レベルで指導されていてもおかしくないものなのに、適切な睡眠方法は浸透していません。会社では、従業員に睡眠時間を削ってまで仕事をさせるような文化が続いてしまっているのもまったくおかしいことです。

このような時代錯誤の睡眠文化を変えられれば、社会の根本も変えられるのではないか――睡眠は、生産性アップや幸福感の創造につながる大きな要素です。私は、睡

眠を通して歴史に残るような文化を創造したいと思っています。

睡眠を資本と捉え、睡眠文化を創造する——本書はそのムーブメントの始まりであり、大きな挑戦の第一歩でもあります。

第2章 ハイパフォーマーになるための睡眠技術

第3章 眠りをコントロールする方法

第4章 攻めの仮眠を取り入れろ

第5章 睡眠の常識・非常識

第6章

睡眠から考える理想の働き方

第7章

睡眠の現在地と未来

序章

良い睡眠がもたらすもの

質の良い睡眠の効果

「20年ぶりに朝食が喉をとおるようになった」――これは私たちのプログラムを実践したNTTデータでシステム開発に携わる事業部の部長、西村さんの改善例です。

西村さんは、週末に寝溜めをする生活をしていましたが、それを解消し、起床時間を揃えるようにリズムを整えました。その結果、「食欲が湧かなかったため20年以上朝食を摂らない生活が続いていたが、1ヶ月の睡眠習慣の改善で朝食を食べられるようになった」といいます。**週末の睡眠習慣やリズムを整えただけで、20年間食べられなかった朝食を食べられるようになった**のです。

西村さんの実例について詳しく見ていきましょう。

西村さんの悩みは、帰宅後に、自宅のソファーなどで寝てしまうということでした。

仕事で疲れきってしまう平日は、ベッド以外の場所で寝てしまい、肝心な夜の眠りが浅かったり、次の日の朝なかなか起きられなかったりする日が続いていました。その睡眠不足のせいで週末はどっぷり寝溜めする生活。

だるい身体を引きずって通勤する生活に終止符を打つため、まずは西村さんの睡眠データをしっかりとりました。その上で西村さんにアドバイスしたことは、**起床時間を揃えることと、朝起きてしっかりと光を浴びることの2点だけ**です。

「たったこれだけ?」と思った人。

そうです。たったこれだけで西村さんの眠りの悩みは帳消しになったのです。

これらについてはのちほどたっぷりとご説明しますが、起床時間を揃えることも、起きてから光を浴びることも体の睡眠リズムを整える上で重要なこと。ちょっとしたテクニックを知っておけば、目に見える効果を実感できるのが睡眠なのです。

睡眠が良い効果をもたらすのは、さまざまな場所で見ることができます。

平成27年度の文部科学省の調査によると、中学校の不登校児は全国で平均2・83%

でした（平成29年度の調査では、3・25％に増加）。当時、大阪府にある堺市立三原台中学校では、全国平均よりも高かった不登校率を何とかしたいと思い、子どもの睡眠に着目しました。『みんいく』という手作りの冊子を制作し、子どもたちへの睡眠指導を開始したところ、**1年間で不登校率を32％改善**することに成功しています。

この『みんいく』の活動は広がりを見せ、平成29年度からは、市を挙げての取り組みへと発展しました。現在ではハンドブックとして小学校低学年用、高学年用、中学校用の3冊に分けて配布され、子どもたちへの睡眠指導が行われています。

私もこのハンドブックの制作に携わったのですが、上手に寝るためのコツやゲームやスマートフォンの睡眠への影響などがわかりやすく描かれており、**睡眠改善をすることによって子どもたちの集中力や自尊心を高める効果**も期待されています。徐々にですが、「正しい睡眠方法を教える」という取り組みが教育現場でも行われつつあるのです。

睡眠改善によるさまざまなメリットはスポーツの現場でも見てとれます。一例として、バスケットボール選手の睡眠改善実験を紹介しましょう。

スタンフォード大学で行った「睡眠が身体的なパフォーマンスに及ぼす影響について」の研究によると、**選手たちに適切な睡眠指導を行った結果、スリーポイントシュートの得点率が9・2%アップした**ことが報告されています。

この実験では、選手たちに毎日10時間眠るよう指示を出し、5週間後のデータと実験前のデータを比較しました。スリーポイントシュート率だけではなく、**フリースローの成功確率も9%向上、さらには、80メートル走のタイムは0・6秒短縮**したといいます。

ここで紹介した実例はほんの一部ですが、睡眠改善によるメリットは数え切れないほど存在するのです。

気づかないうちに睡眠負債を溜め込んでいませんか？

さて、いきなりですが、ここでみなさんに答えていただきたい質問を用意しました。

直近1ヶ月を振り返って直感で答えてみてください。

Q1.

ベッドに入ってから
1分以内に寝つくことがある

YES ／ NO

Q2.

平日と休日で睡眠の長さや
起きる時間が極端にずれている

YES ／ NO

Q3.

日中、無意識のうちに
寝落ちすることがある

YES ／ NO

これらは、睡眠負債が溜まっているかどうかをジャッジする質問です。「負債」とあるように、睡眠負債は借金の概念からきている言葉で、睡眠不足によってあらゆる健康上の不調を引き起こすことを指します。

「睡眠負債」の言葉の由来はお金ですが、睡眠とお金とは違う点が2つあります。1つは、**一括返済ができない**こと。2つめは**貯金ができない**ことです。睡眠は「リズム」が重要なため、土日にたくさん寝てリセットすることはできず、たくさん寝れば明日の徹夜に備えられるという簡単な話ではないのです。

前述した質問ですが、YESが多いほど睡眠負債が溜まっている可能性が高くなります。では、1つずつ質問を解説していきましょう。

質問 1 ベッドに入ってから1分以内に寝つくことがある

まずは1つめ。「1分以内に眠れるのは、寝つきの良い証拠では？」という声が聞こえてきそうですが、まったく逆です。すぐに眠れたほうが良いわけではなく、**1分**

以内に眠れてしまうのは、慢性的な睡眠不足の動かぬ証拠。睡眠負債が溜まっているという1つの目安になります。

質問 2 平日と休日で睡眠の長さや起きる時間が極端にずれている

2つめの「平日と休日で睡眠の長さや起きる時間が極端にずれている」に当てはまった人も睡眠負債を抱えている可能性があります。

たとえば、朝6時に起きて23時に就寝する生活を送っている人がいたとします。しかし、忙しい時期が重なり、イレギュラーに深夜2時に就寝して6時に起きていたりすると、その日は4時間しか睡眠時間が確保できていないことになります。こういった生活を送っていると、ついつい土日も寝すぎてしまいがちです。

休日、寝始める時間は深夜2時と同じだけれど、起きる時間が正午になった場合、その日の睡眠時間は10時間。**ぐっすり眠ってリカバリーしたと思ったとしても、睡眠負債は返済できません。**次の週の平日には強い眠気に襲われ、本来であれば出せるはずのパフォーマンスが仕事中に出せなくなる可能性が高くなります。

質問 3

無意識のうちに寝落ちすることがある

最後の質問、気づいたら数秒寝ていたという経験はありませんか？ 3つめの質問は、**「マイクロスリープ」**と呼ばれる現象です。5ページでも少し触れましたが、これは慢性的な睡眠不足によって起こります。身体から**「睡眠時間が足りていないですよ」とSOSが出され、無意識にスリープ状態に陥ってしまう状態**を指しています。

パソコンのデリートキーに指を置いたまま寝落ちてしまい入力していた文章が全部消えていた。ドライバーであれば、気づいたら事故を起こしてしまったなど、取り返しのつかない大きな事故にもなりかねません。

薬や道具に頼らなくても睡眠の質は上げられる

会社員時代、私も睡眠負債によって悩まされていました。

10秒前に上司から言われたことが思い出せない。何か言われるたび、人格を否定されているのではないかとネガティブに考えてしまう。ケアレスミスが増え、「なぜ、同じ間違いを何度もするんだ！」と叱責される。細かいミスが積み重なり、同僚からの信頼もどんどん失われていきました。

今思えば、きっと親身な気持ちで言ってくれていたアドバイスさえも「私の粗を探して指摘をしている」と悪い方向に考え、悪循環から抜け出せなくなっていたのだと思います。次第に仕事中の集中力が低下していき、クオリティも落ちました。そして、心に余裕を持てず、うまくコミュニケーションがとれなくなっていきました。

そんな悩みを抱えていたある日、**朝からやる気が自然とみなぎり、仕事がスムーズに進んだと感じた日がありました。思い返してみると、その前の晩、とても良い眠り**

がとれていたことに私は気づいたのです。大げさに聞こえるかもしれませんが、私はこの時の衝撃が忘れられません。明らかに集中力がアップしたと実感し、「やっぱり睡眠はとても重要なものだ」と直感した瞬間でした。

気になって睡眠のことを調べてみると、だいたい**5人に1人が睡眠不足で困っている**ことがわかりました（図1）。

当時、睡眠の悩みを解決する主な方法は二択でした。1つは医師の診断を受け、適切な睡眠薬を使っていかに睡眠のストレスを軽減していくかという医療分野での解決。もう1つは、とにかく眠りを良くするための高級な寝具を使う道具面での解決でした。

しかし、私は睡眠を改善するにあたって、薬に頼ったわけでも、高級な寝具を使ったわけでもありません。**薬や道具には頼らず、自分の適切な睡眠方法を知り、光や体温、食事のコントロールをしてリズムを整えていった**のです。

医療分野の薬、道具である寝具に頼る前に**光や体温、食事のコントロールなど自分で簡単にできることで睡眠は改善できる**——実体験をとおして知ったこの事実は、

図1　睡眠で休養が十分にとれていない者の割合の年次比較
(20歳以上、男女計・年齢階級別)(平成26年、28年、29年)

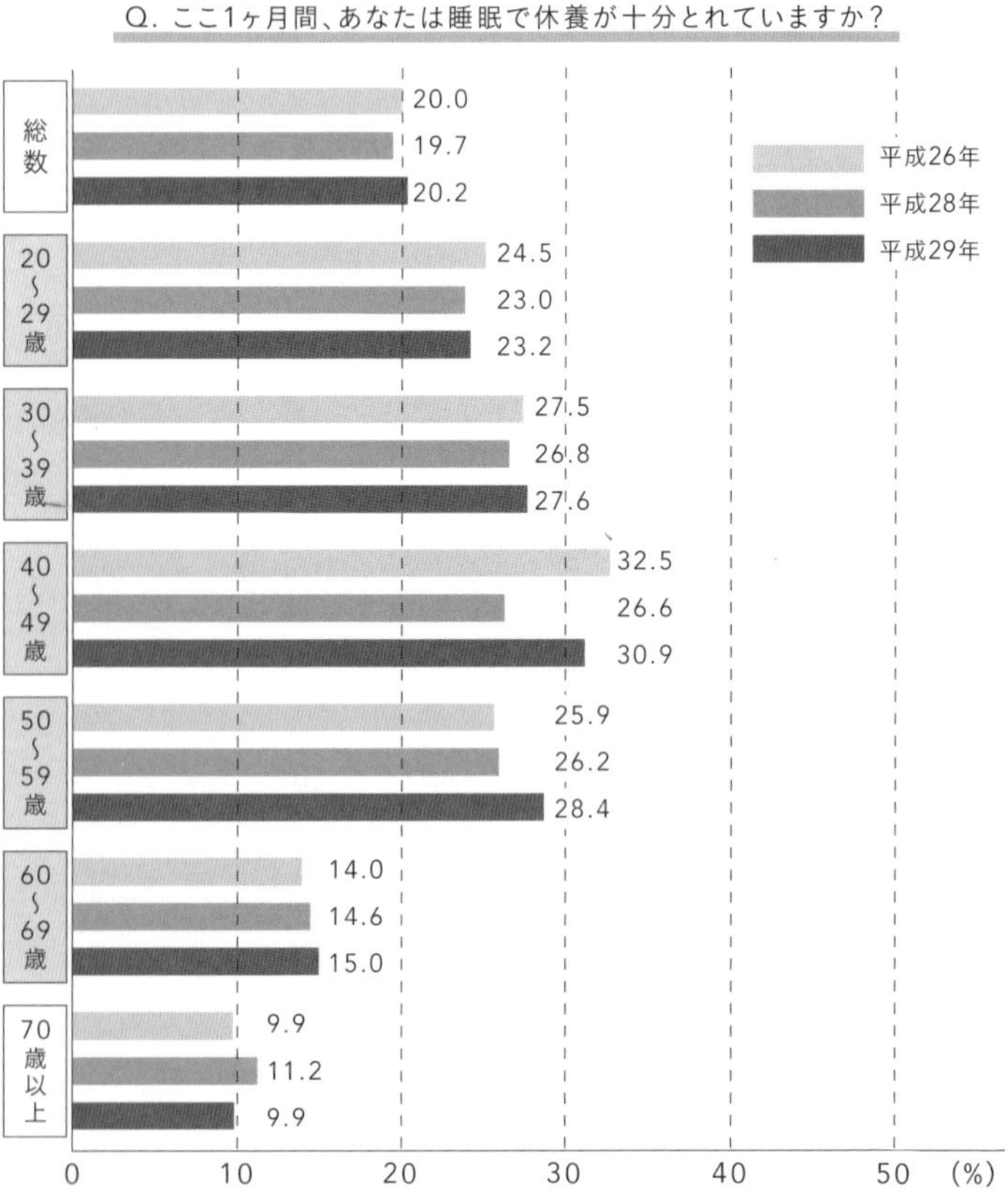

※「睡眠で休養が十分にとれていない者」とは、睡眠で休養が「あまりとれていない」または「まったくとれていない」と回答した者。

出典：厚生労働省「平成29年国民健康・栄養調査結果の概要」

私に希望をくれました。しかし、同時に、こういった本質的な睡眠改善の仕組みが社会にまだまだ浸透していないことにも気づきました。

このことをきっかけに睡眠改善の仕組みを世の中につくろうとニューロスペースを立ち上げたのです。

多くの企業が今、睡眠に注目している

現在、さまざまな企業が睡眠に注目し始めています。ありがたいことに弊社にもたくさんの睡眠セミナー開催の依頼をいただいていますが、6年前の起業当時はもちろん、つい最近までは、まったくそんなことはありませんでした。

2013年に起業後、事業が軌道に乗るまでは自分がやっていることが正しいのかどうかがわからない状態が続いていました。

貯金が１００万円にも満たない状態で起業したため、早々に資金の余裕はなくなりました。

水道代や電気代がもったいないと思い、家のお風呂には入らず月２０００円で使えるシャワー室に毎日通って節約していました。睡眠ベンチャーなので、しっかり睡眠をとろうという意識はあったものの、精神的に不安で眠れないこともありました。

転機は、吉野家の河村泰貴社長との出会いでした。河村社長は、アルバイトから吉野家という大企業のトップにまで登りつめた人です。そんな社長自身が、現場時代に睡眠に苦しんだ背景から、睡眠のノウハウやテクニックこそ吉野家に必要だと考え、吉野家の店長集会で睡眠セミナーを実施するというチャンスをくださったのです。

吉野家社員のみなさんの働き方はそれぞれ異なります。

本社でデスクワークをしている人は朝起きて夜眠る日勤の生活。第一線の現場で牛丼をつくっている人はシフト勤務で働き、夜勤も発生します。店長やアルバイトなど役職によっても眠り方は変わってくる――これらのことを踏まえて、２０１６年の３

月に大阪と東京で約800名の参加者を対象に睡眠セミナーを実施しました。

睡眠セミナーの後は、ウェブアンケートを使って職種ごとに睡眠の悩みを可視化し、働き方によって生じる睡眠の悩みのソリューションを提供しました。**「仕事帰りの電車で座った瞬間に眠気に襲われていたが、それがあまりなくなった」「寝たいタイミングで眠れるようになった」**など、睡眠改善による効果が見えました。

この吉野家への睡眠改善プログラム導入をきっかけに、さまざまな企業から睡眠に関する相談が来るようになりました。さらに働き方改革など、国の方針とも相まって、睡眠に対する社会的な関心は日々高まっています。

この本では、私が実際に携わってきた企業やビジネスパーソンの睡眠改善例を元に、個人や組織で使える睡眠ノウハウをたっぷりと紹介していきます。

睡眠は誰もが持っている最強の武器です。それを使わない手はありません。睡眠を自分なりにデザインすることで、パフォーマンスは確実にアップし、人生は豊かになる。私はそう確信しています。

第1章

睡眠資本主義で世界は良くなる

日本人の睡眠不足は世界ワースト

近年、ようやく日本でも睡眠というテーマに対しての関心が高まりつつありますが、世界的に見ると、日本の睡眠はどのような立ち位置にあるのでしょうか？

実は２０１８年、ある不名誉なアワードに日本が選出されています。

この年のＯＥＣＤ（経済協力開発機構）の統計によると、日本の睡眠時間は世界最下位。1日のうち睡眠に費やす時間は、４４２分という圧倒的な短さです。余談ですが、突然ワーストになったわけではなく、２０１７年も韓国に継いで2番目に短いという結果でした。

その他の先進国の睡眠時間は、アメリカが５２５分、イギリスが５０８分、フランスが５１３分。8時間以上ある他の先進国と比較しても、日本人の睡眠時間が少ないことが窺えます。日本人は、眠りの時間をきちんと確保できていないのが現状です。

図2　主なOECD加盟国の平均睡眠時間

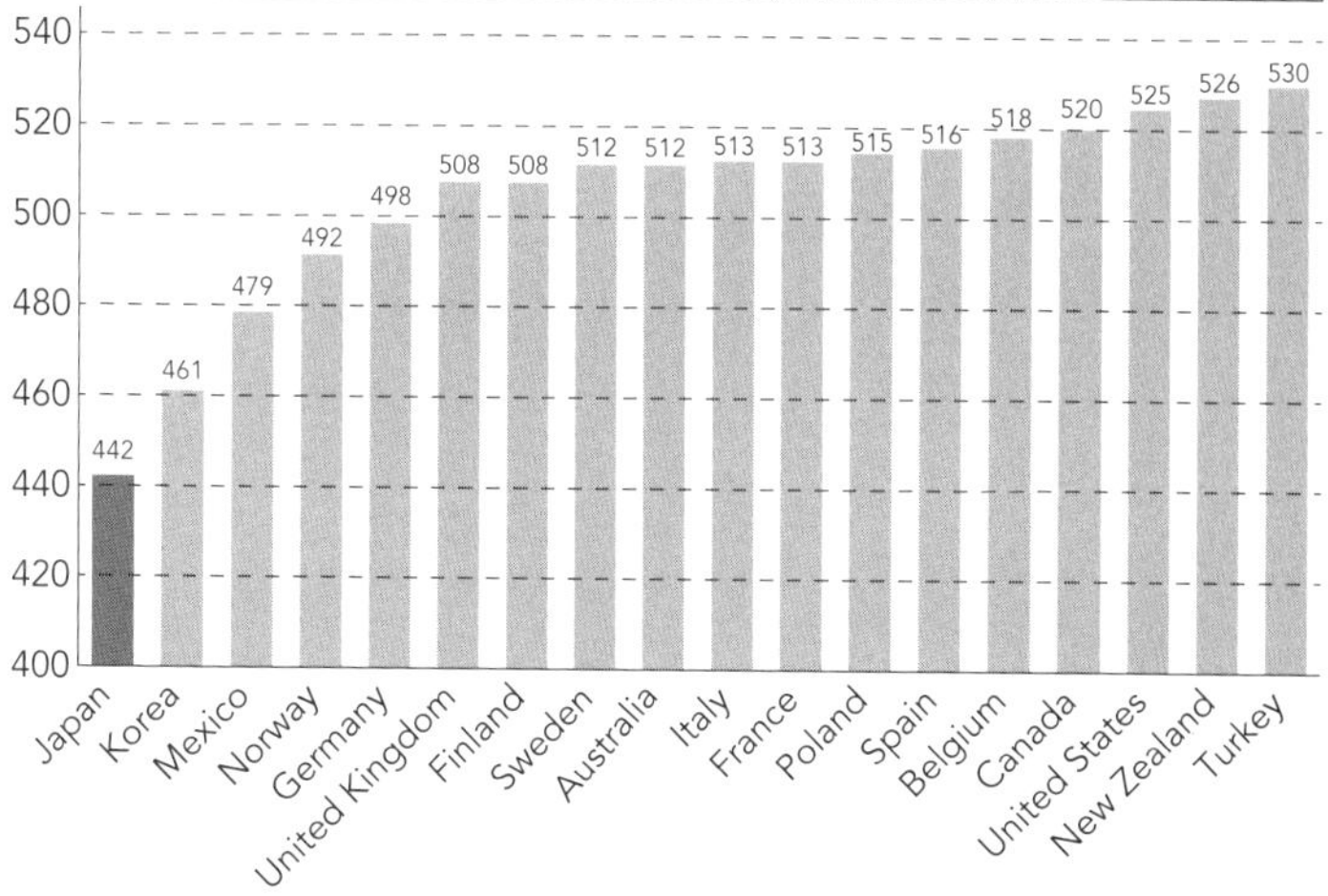

出典：OECD2018年統計データ「Gender Data Portal 2019」

また、世界的シンクタンクであるランド研究所の２０１６年の調査によると、**日本人の睡眠不足による経済損害額が最大15兆円規模にのぼる**こともわかっています。

この調査は、これまで定量化されてこなかった睡眠不足による経済的影響を初めて試算したもの。睡眠不足が健康や幸福度、生産性へ潜在的に悪影響を及ぼすとした上で、経済損失額を対ＧＤＰ比で示しています。

もちろん、人口が異なるため、絶対額でいうとアメリカの損失額のほうが

図3　睡眠不足による経済損失（OECD加盟国5カ国を対象）

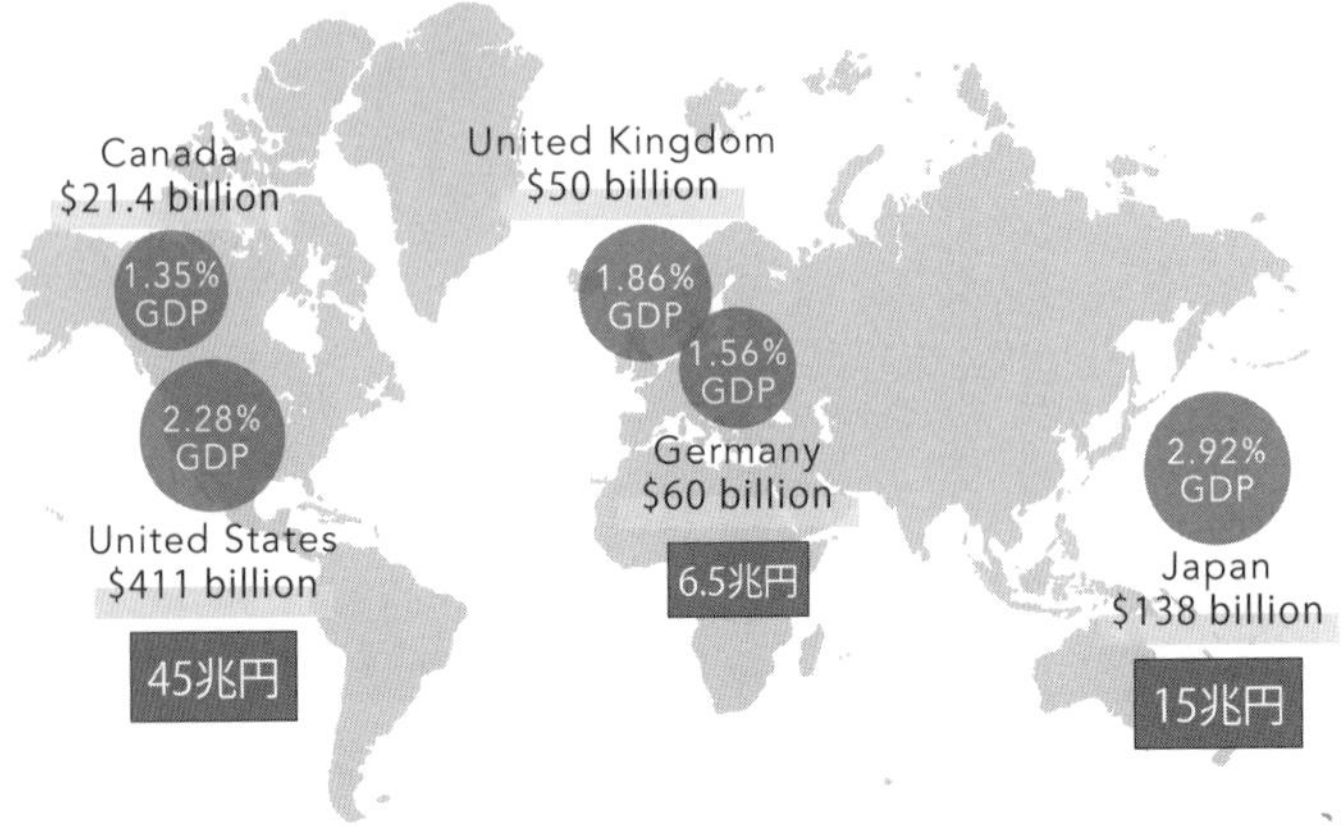

出典：ランド研究所「Why Sleep Matters:Quantifying the Economic Costs of Insufficient Sleep」

大きいですが、**対GDP値で見ると約3%にあたる日本が最大**です。調査対象国5ヶ国（日本・アメリカ・ドイツ・イギリス・カナダ）の中でも圧倒的損失を被っています。

また、同研究所は、**睡眠不足が日本の職場の業務効率を低下させ、社会全体で年約60万日分の労働時間を失う**可能性があることも指摘しています。これだけの労働日数の損失は、生産性の低下に直結することが明白です。

このように睡眠による経済損失は無視できないレベルにまで到達しているのです。

生産性を向上する睡眠資本という考え方

逆に、わずかでも睡眠不足を解消できれば、経済に好影響を与えることができます。

たとえば、**平均6時間未満の睡眠時間だった人が6〜7時間以上の睡眠時間をとれた場合、アメリカ経済に2264億ドルもの経済効果を与えられる**ことをランド研究所は報告しています。さらに、**アメリカ経済の活発化により日本経済に757億ドル、ドイツ経済に341億ドル、イギリス経済に299億ドル、カナダ経済に120億ドル**の経済効果も見込まれる——つまり、**睡眠不足解消が経済の影響へ直結する**というわけです。

この研究結果が示しているように、良い眠りをとることは、プラスの経済効果を生み出します。質の良い睡眠を企業レベルに落とし込めば、**会社の利益や生産性を向上させる**ことにもなるでしょう。そして、ゆくゆくはそれが企業価値となり、より健康な社会創造の足がかりとなります。

世界でも、日本でも多様な働き方が存在するようになっている今こそ、**個々の「睡眠」を「資本」として捉える「睡眠資本主義」**という考え方が必要だと思っています。各企業が眠りの重要性に気づき、「睡眠資本主義」の考えを持つことができれば、先述したような経済損失を被ることはありません。むしろ、より多くの経済効果を生み、豊かな未来が待っていることでしょう。

現代の資本主義社会を生きる私たちにとってもっとも大切なのは、「時間」です。**誰にとっても等しく有限な時間の中で、個々が最大限のパフォーマンスを発揮するためには、睡眠が十分にとれている状況が必要不可欠ですし、一人ひとりに合った適正な睡眠を見極め、睡眠不足を解消することが先決**なのは一目瞭然です。

睡眠が世界を救う——これは大げさなことではありません。睡眠が世界的に注目されている今、睡眠資本主義という考えがスタンダードになってくるはずです。

WHOも睡眠問題の解決へ乗り出した！

アメリカ疾病管理予防センター（CDC）が、睡眠不足を「公衆衛生上の問題」であると宣言していることからもわかるように、睡眠問題には世界的な関心が寄せられています。これらの影響からか、WHO（世界保健機関）も睡眠問題へ本腰を入れ始めました。

WHOが毎年作成している「疾病及び関連保健問題の国際統計分類（International Statistical Classification of Diseases and Related Health Problems）」という報告書があります。通称、ICDと呼ばれるこれは、現存する病気の診断基準を明確化したものです。人類の健康に大きく影響を与える病的要素を明記した国際基準の分類表と思ってください。

さて、本題です。**2018年の6月に出されたICDの最新版「ICD－11」に、**

ついに「睡眠と覚醒の障害」という項目が大分類として加わることになりました。つまりWHOが「睡眠障害」を疾病の1つとして認めたということです。今後、睡眠に対する注目が集まることは間違いありません。

この改訂は睡眠業界にとって、大きな進歩です。

なぜなら、昔からいくつもの睡眠障害が認定されていたのにもかかわらず、「ICD−11」の1つ前、「ICD−10」までは「睡眠障害」の項目が存在しませんでした。今回の改訂で、人々の健康において「睡眠障害」が大きな影響を与えるということがようやく世界規模で認知され、今後ますます世界的な注目度が高まっていくでしょう。

日本国内だけでも5人に1人が睡眠による悩みを抱えているというデータがあります。このことから考えても、WHOの意識変革は大躍進なのです。

日本が睡眠を問題視できない2つの理由

昨今、睡眠を課題として捉えて事業展開をするSleepTech市場が世界的にも認知され始めており、世界最大の家電見本市（CES）では、昨年初めてSleepTechが独立した1カテゴリーとして扱われました。

しかし、日本のヘルスケア産業においてSleepTech市場の規模はまだまだ小さく、さらにいえば、まったく誇れない世界低水準の睡眠時間しか確保できていません。それにもかかわらず、日本は睡眠問題をそこまで重要視できていません。国家レベルで危惧すべき睡眠課題に対して、あまりにも人々の意識が低すぎることに私は危機感を抱いています。

なぜ、日本には睡眠の重要性が浸透しないのでしょうか。これには大きく2つの理由があると考えています。

理由1 「眠いのは甘えだ！」理不尽な根性論で片づけられる社会背景

まず、第1に考えられる理由は、**日本の文化的・社会的背景が大きく影響している**ということ。

過去、高度経済成長期真っ只中の日本は、仕事にかけた時間が生産性や企業価値につながるとされていました。いわば、**「時間と労力をかけた分だけ成長できる」**とみなが信じていたし、実際にそうだったのです。そうした環境では、熱意や仕事量の多さがビジネスパーソンの〝美学〟として定着していました。未だにその美学は日本社会に根強くあります。そしてこの美学は、睡眠時間の確保とは極めて相性が悪いのです。

人口が増え続け、経済が右肩上がりの状況であれば、際限なく働いて大量に生産し、それに応えるように、モノは大量に消費されました。しかし、人口が減り続ける超高齢化社会の現在では、事情は大きく変わります。日本をここまでの経済大国にしてくれたのは、身を粉にして働いた人々のおかげですが、それではもう立ち行かない状況にまで追い込まれているのです。

かの有名な「24時間戦えますか」のキャッチコピーはもう古すぎます。限られた時間の中で最大限の能力を発揮し、業務効率を上げ、生産性をアップする。そのような**新しい時代の働き方においては睡眠を「資本」と捉える必要がある**のです。

理由 2 見えないからこそやっかいな睡眠不足

第2に挙げる理由は、**睡眠による問題が目に見えづらいこと**。また、たとえ変化が見えたとしてもそれを睡眠と結びつけて考えられなかったり、解決方法がわからないという難しさがあります。

たとえば、太っていることが気になったらダイエットをして痩せられますね。家族に「最近、お腹が出てきたね」など指摘されたら血眼になって痩せる努力をするかもしれません。また、膝を擦りむいたら、薬を塗り、絆創膏を貼って治るのを待つでしょう。真っ青な顔色の社員を見かけたら、誰だって思わず「大丈夫ですか？」と心配すると思います。

しかし、睡眠不足にはこのような目に見える変化が見えづらく、解決策がないのが現状です。「太った」「血が出ている」「顔色が悪い」など誰が見てもわかるような傷や症状、外見への露出が極端に少なく、またそれに対する処置の方法も明確ではありません。

「顔が疲れている」「目の下に濃いクマがある」などといった症状は睡眠不足を疑う症状といえるかもしれません。しかし、変化が見えたとしても、多くの人が具体的な解決方法がわからないのです。

そして、どうすれば良いのかわからないまま、パフォーマンスが低下する。また、その不調を睡眠と結びつけて考えられない、あるいはたとえ睡眠不足を疑っていたとしても、根性でどうにかなると思っているうちは、「頑張りが足りないからだ！」などといった理不尽な根性論で片づけてしまう。問題の深刻さに気づかないまま、なんとなくやり過ごした最悪の結果、取り返しのつかないことになってしまう危険がありま す。

睡眠は嫌な記憶を整理し健康的な心をつくる

睡眠の役割は、日中のパフォーマンスを向上させるだけではありません。**「寝たら忘れる」という言葉がありますが、これは半分本当で、人間は寝ている間に記憶の整理を行っています。**この記憶の整理が正しく行われないことによる最悪の結果が、社会問題化している自死や過労死です。私は、**睡眠が適切にとれる社会を実現することで、自死や過労死をなくせるのではないか**と期待しています。悲惨な事故の犠牲者をこれ以上出さないためにも、睡眠文化をつくらなければなりません。

レム睡眠中に心の整理が行われる

聞いたことがあるかもしれませんが、**人間は眠るとノンレム睡眠という眠りに入り、その後、レム睡眠へ突入**します。一定の周期でこれが繰り返されるといわれており、眠りが後半になるにつれてレム睡眠の割合が大きくなっていきます（図4）。

ノンレム睡眠とレム睡眠のリズムが繰り返されるのが正常な睡眠なのですが、睡眠負債を抱えていると、このリズムが狂ってしまうことがあります。多量の残業のせいで十分な休息時間がとれていなかった状況を仮定すると、レム睡眠がとりづらくなっていた可能性が十分考えられます。

レム睡眠がとりづらくなるとどんな不調が起こるのでしょうか？

そもそもレム睡眠のレム（REM）というのは、**Rapid Eye Movement**の頭文字を

図4　睡眠の役割

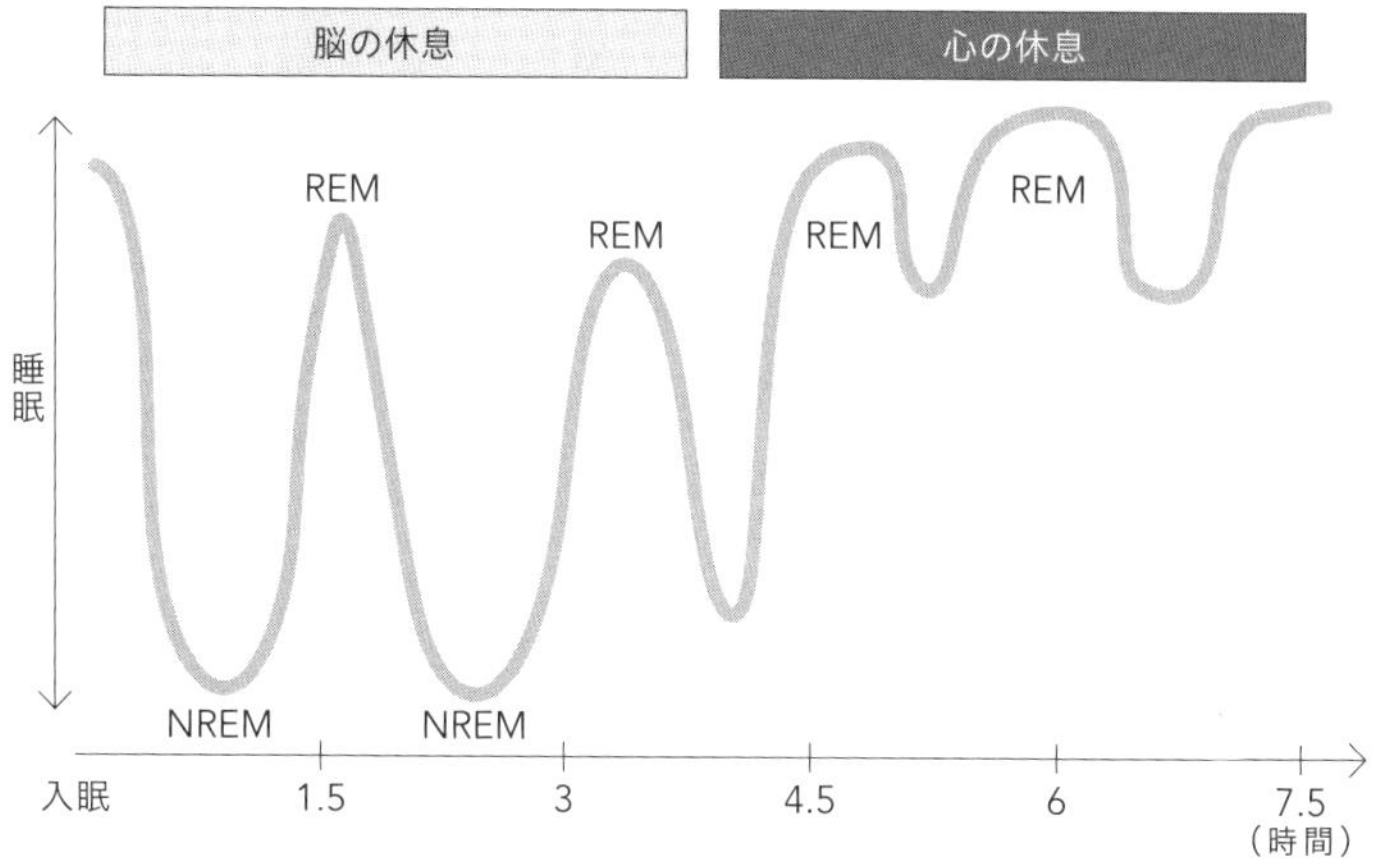

出典：ニューロスペース

とった略語です。直訳すると、「**急速眼球運動**」。文字とおり、目は瞑ってはいますが、眼球は高速で動いています。「睡眠中は脳が休息している」と思うかもしれませんが、厳密にはそうではなく、**レム睡眠中は脳が活発に動いている**こともあるのです。

では、レム睡眠中の脳内では何が行われているのでしょうか。その1つは、**記憶や感情の整理**です。レム睡眠中は、神経活動が活発化しており、脳のさまざまな部分でコミュニケーションがとられています。つまり、眠っていても我々の脳の中ではその日起こったことの情報の整理が行われているのです。

ちなみに「レム睡眠は浅い眠りだから悪い睡眠だ」「夢を見るのは眠りが浅く悪いことだ」と勘違いされることが多いのですが、それはむしろ逆で、**レム睡眠中に情報や感情の整理が行われることで夢を見やすくなります。つまり、夢を見るのは意味があること**なのです。


睡眠負債が溜まり、**レム睡眠がうまく行われていなかったとすると、感情の整理がうまくできず、ストレスを溜め続けてしまう可能性があります。**

たとえば、上司に怒られたり、仕事で失敗したりしていれば、誰だって嫌な気分になりますよね。通常であれば、その日の夜のレム睡眠中に脳が感情の整理を行い、ある程度心が整った状態で翌朝を迎えることができますが、レム睡眠がきちんととれていないとなると、話は別。昼間に起きたことが脳で整理されず、悶々とした気持ちを抱えた状態が継続してしまいます。心の整理がつかないまま出社時間を迎えると、ネガティブな気持ちのまま仕事をしなければなりません。当然ストレスも溜まってくるでしょう。

結果として、周りが見えなくなり、最悪の場合は自死に追い込まれてしまったり、うつ病になったりする可能性も考えられます。

睡眠不足によってメンタルが不調になることは十分にあり得るのです。

ケアレスミスや怒りっぽさは睡眠不足が原因

また、睡眠不足が続くと脳の働きが低下し、目の前の事実をうまく情報処理できず、仕事でケアレスミスを繰り返してしまいます。

余談ですが、冒頭のプロローグでお話しした私の実体験は、これに関連していると思っています。当時の私はケアレスミスなどが睡眠と関連していることに気づけませんでした。しかし、10秒前に言われたことをすぐ忘れてしまったり、ケアレスミスが続いて同僚の期待に応えられなかったりといったことは、**睡眠不足によって脳の働きが低下してしまった**可能性があります。

当然、ケアレスミスが続くと、上司や同僚から指摘されます。私も経験があるのですが、「なぜ、同じミスを何度もするんだ」と咎められた時、反発的な態度をとってしまうことがありました。

じつはこの反発的な態度は、脳の扁桃体に影響したことが原因である可能性が高いのです。**扁桃体は情動を司っており、ここが睡眠不足により炎症を起こすと人は怒りっぽくなったり、忘れっぽくなったりしてしまう**のです。

イライラが止まらず、反発的な態度をとってしまえば、人間関係はさらに悪くなります。加えて、具合の悪いことに上司も睡眠不足だったとすると、睡眠不足による負のスパイラルに、組織全体がはまってしまう可能性もあります。

睡眠とメンタルの因果関係は切っても切れません。人間の脳は寝ている間にメンタル面の整理をします。その一方で、メンタルが落ち込んでいるせいで十分な睡眠がとれなくなる場合もあります。大変難しい問題ですが、それくらい、**心の平穏を保つことには睡眠が大きく関係しています。**

眠りがきっちりとれていれば、ニュースで報道されているような危険運転や過労死などの悲惨な産業事故は減らせます。悲しい事故の被害者をこれ以上増やさないためにも、睡眠を組織として考える必要があるのです。

誰かの不調を感じたら睡眠不足を疑う

もし、あなたが「最近怒りっぽくなった」「以前と比べてケアレスミスが増えた」などという誰かの変化をキャッチしたら、睡眠不足の可能性があると考えた上で、本質的な背景を疑ってください。

あなたが部下を持つ立場にいるのであればなおさら、その人自身のパーソナリティを咎めるのではなく、会社側の働き方に問題がないのかという背景をきちんと見つめるべきです。

こういった考えを持たず、「気合が足りないからだ」「根性がないせいだ」などといった根拠のない解釈をしてしまうと、会社にとって大きな損失につながります。たとえば、発注ミスを起こして取引先に損害を与えてしまったり、取った電話内容を正確につなげず、会社の信用を損ねてしまったりといった、さまざまなデメリットが考えられます。

個人単位で考えると、ミスを連発してしまった当の本人は「なぜ自分は失敗したのだろう」と自分を責め、さらに悪循環に陥ります。**そのミスが起こった背景に睡眠不足がある可能性が大きいのに、その根本原因に思い至らず、精神を病んでしまったり事故を起こしてしまったりする。そのような事態になってからではもう遅い**のです。

さて、次章からはすぐに実践できる睡眠のテクニックを、実例を交えながら紹介していきます。その前に自分の睡眠が現状どうなっているか、次のチェックシートで確認してみてください。

睡眠チェックシート

寝付き	□ 寝床に入って1分以内に眠ることがある □ 寝床に入って15分以上かかる
中途覚醒	□ 睡眠中、夜中に何度か起きることがある □ 睡眠途中で起きてしまい、起きて眠れなくなることがある □ 目覚まし時刻の2時間以上前に起きてしまう
疲労	□ たくさん寝ても疲れがとれない □ 起きたい時間に起きるのがつらい
眠気	□ 起床から4時間以内に眠気を感じる □ 昼間に強い眠気を感じる □ 帰宅中、電車の中で寝てしまう

※チェックがついた項目が頻繁に起こるようなら
睡眠に課題があるかも？

第2章

ハイパフォーマーになるための睡眠技術

ハイパフォーマーほど良い眠りがとれている

私たちの事業では、さまざまな業界へ睡眠衛生指導を日々行い、睡眠問題解決のためのオーダーメイドソリューションを提供してきました。**これまで採取してきたビジネスパーソンの睡眠データは1万人以上**。24時間営業の企業や頻繁に海外と取引を行う外資系企業、日勤と夜勤で働く運送会社など、多岐にわたる業務形態のビジネスパーソンのデータを集めた結果、やはり、**睡眠の質は仕事の質に大きな影響を与えている**ことがわかりました。

良い眠りがとれているビジネスパーソンは、日中高い集中力を発揮し、ここぞという時の判断力にも長けています。また、日常的に高いパフォーマンスを発揮できている彼らは会社からの評価も高く、重要な役職に就いていることが多いのも事実です。

この章では、こういったハイパフォーマーなビジネスパーソンになるための眠りの技術について、お話ししていきたいと思います。

ハイパフォーマーの睡眠の定義

仕事ができる人――つまり、「ハイパフォーマーであるビジネスパーソン」にはどんな特徴があるのでしょうか？　まずは、私が考えるハイパフォーマーの3つの良い睡眠の定義を示します。

定義1　朝起きた時に頭がすっきりしている

眠りの視点から見た時、ハイパフォーマーは朝起きた時に頭がすっきりしている傾向にあります。

特に起きてから4時間以内に強い眠気が来ないことが指標の1つ。これは前の晩に質の良い眠りがとれていたという目安になります。朝に出社する日勤の人であれば、午前中に頭がクリアな状態が続いているどうかが重要な指針です。

定義 2 日中に来る眠気をコントロールできている

ハイパフォーマーは日中強い眠気に襲われても、**自分の眠気をコントロールできます。**

つまり、眠気によって仕事に支障をきたしていないことがハイパフォーマーの2つめの定義です。

「え？ ハイパフォーマーはそもそも眠気を感じないのでは？」そんな声が聞こえてきそうですね。

じつは、**私たち人間は、起きて光を浴びたタイミングからだいたい7〜8時間後に眠気を感じる**ようにできています。これは、**サーカミディアンリズム**と呼ばれる身体のメカニズムで、正常な睡眠がとれているのであれば誰しもに訪れるものです。私もだいたい午後2時をすぎると眠気を感じます。

なくそうと思っても抗いづらいこの眠気に対し、ハイパフォーマーと呼ばれる人々はうまく対処できている傾向にあります。具体的にいえば、**「眠気を感じる前に仮眠をとれている」「眠気を感じにくいような工夫ができている」**かどうかという部分がカギとなります。

定義

3 リラックスしたい時に眠気が来る

3つめは、寝る時間、**つまりリラックスしたい時間帯にちゃんと眠気が来ているかどうか**ということ。ハイパフォーマーには、身体のオンとオフの切り替えがしっかりとあり、**「寝る！」となったら、眠れる身体のリズムを持っています**。

当たり前のことに聞こえますが、リズムとして、休息状態に身体が向かえる状態かどうかは、かなり重要なポイントです。

身体のオンとオフの切り替えがちゃんとできていないと、常に身体と脳がオンの状態で過ごすことになります。オンとオフが曖昧になってしまうと、短期的には乗り越えられても、長い目で見ると絶対に持ちません。これは、1つめに挙げた「起きたときに頭がすっきりしている」にも関連しますが、「すっきりと目覚め、眠るべきタイミングで眠気がくる」という**メリハリのある睡眠リズムを持っていること**が大切なのです。

私が考えるハイパフォーマーの定義は以上の3つです。みなさんはいくつ当てはまったでしょうか？

ハイパフォーマーの睡眠の法則

では、具体的にハイパフォーマーはどのような睡眠生活を送っているのでしょうか？　データを示しながら実践方法に落とし込んでいきます。

60ページの図5を見てください。N（Normal）は、一般的なビジネスパーソンのもの、H（High）はハイパフォーマーの定義に当てはまるビジネスパーソンの睡眠習慣を表したものです。

これまでニューロスペース社が採集してきた睡眠データを元につくったこの2つの図を見比べたとき、どの部分に違いがあるのかわかりますか？

じつは、ハイパフォーマーとそうではない人の睡眠生活には、5つの大きな違いがあるのです。

法則1　ベッドに入ってからの寝つきが良い

ここからは、2つの図を見比べながらその違いを紐解き、ハイパフォーマーの睡眠の法則を明確にしていきたいと思います。62ページの図6をご覧ください。

まず、①の部分に着目すると、**Hはベッドに入ってから比較的すぐに眠れているの**

図5　一般ビジネスパーソンとハイパフォーマーの睡眠

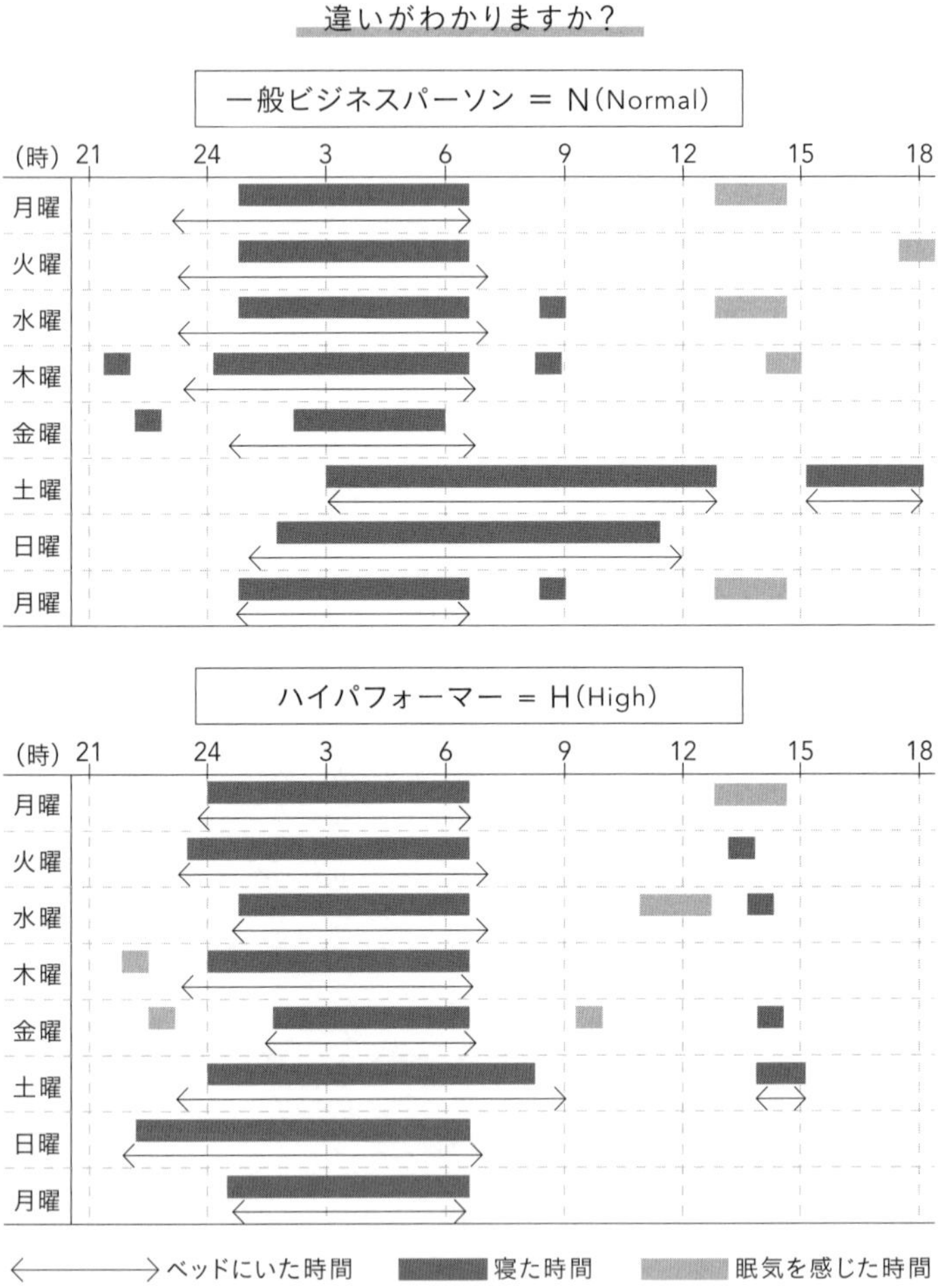

出典：ニューロスペース

に対し、Nは、ベッドに入ってからしばらくの間寝ていないことがわかります。⟷が示すベッドにいた時間と■が示す寝た時間に、Hはほとんど差が見られません。

お察しのとおり、ベッドに入ってからの寝つきが良いのがハイパフォーマーの眠りの特徴です。

寝つきの良さについて説明するにあたり、**睡眠効率**についてお話ししたいと思います。

睡眠効率とは、ベッドに入ってからどれだけ効率よく眠れていたかを表す指標のことです。次の公式によって割り出すことができます。

(寝ていた時間)／(ベッドにいた時間)×100＝睡眠効率(%)

このパーセンテージが高いほうが効率良く睡眠がとれたことになり、逆に低くなるほど睡眠効率が悪いことを示します。

図6　一般ビジネスパーソンとハイパフォーマーの睡眠2

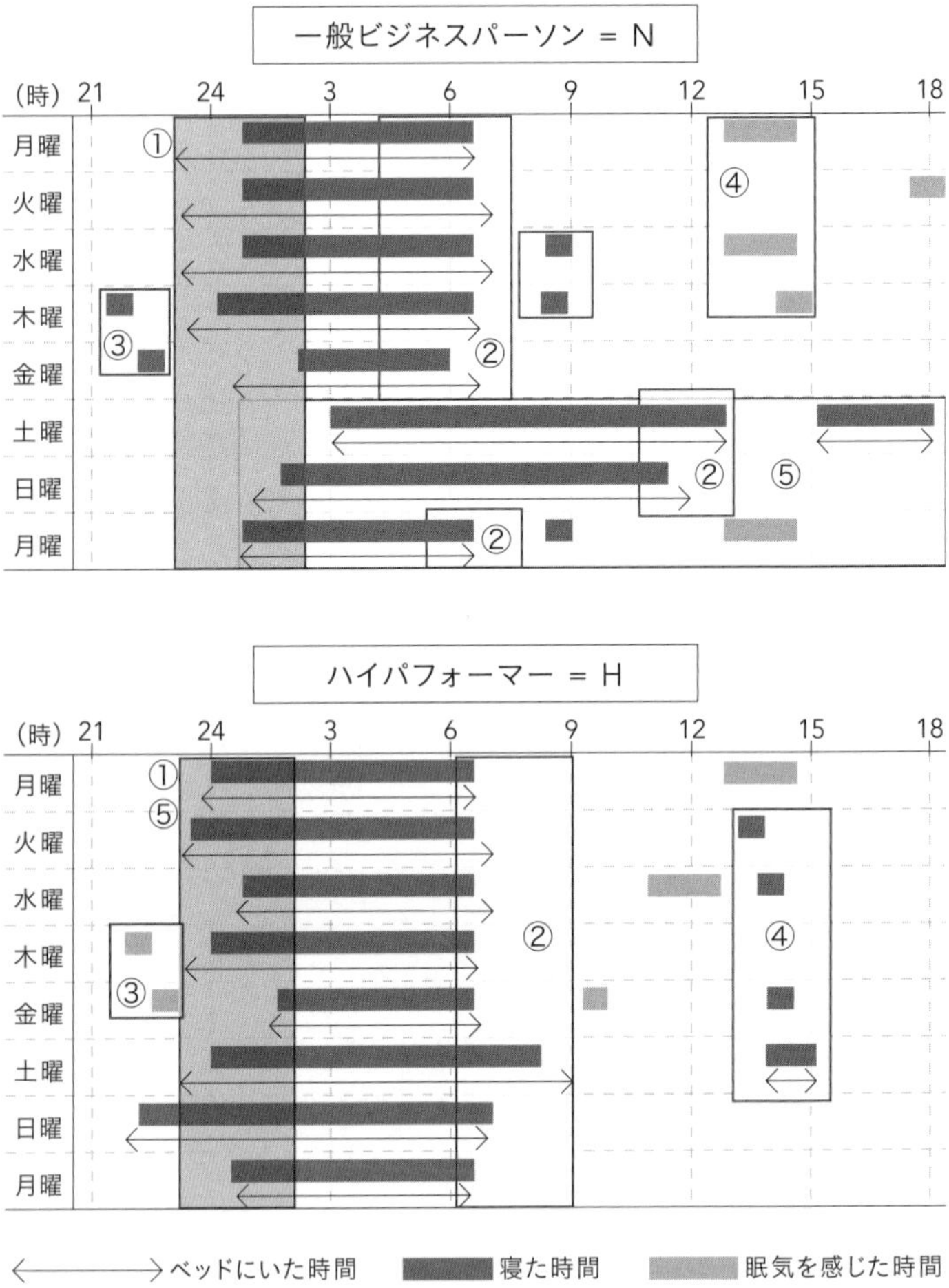

出典：ニューロスペース

たとえば、IT企業勤務の若手新卒社員のAさんが「今日は早めに寝よう」といつもより早い時間帯にベッドに入ったとしましょう。しかし、23時にベッドに入ったものの、眠りに落ちたのは午前1時。起床時間が6時だったとすると、睡眠効率は「5時間（寝ていた時間）／7時間（ベッドにいた時間）×100」となり、71・4％となります。

睡眠効率が71・4％というのは、あまり良い結果とはいえません。**睡眠効率の目安は85％以上**になります。

さて、NとHの図に戻りましょう。①の部分を比べてみると、ハイパフォーマーの**Hの図は、ベッドに入るとすぐに寝ついているため睡眠効率が高い**といえます。対してNは、ベッドに入った後、30分以上も眠れておらず、途中で起きてしまっていることが見受けられます。このことから、**Nの睡眠効率は低い**といえます。また、朝起きてからなかなかベッドから出られないのも問題視すべき点です。

なぜ、Nはベッドに入ってからなかなか寝ついていないのか。それは、**眠りに関係のないことをベッドで行っている**からです。

ベッドがある寝室でスマートフォンやパソコンをいじる、読書をするなどの行為を習慣化してしまうと、脳は寝室を「遊ぶ部屋」「学習をする場」と認識します。脳は行為をセットで記憶するため、こういった行動を続けていると寝室を「眠る場所」として認識しなくなり、その結果、寝つきにくくなったり、眠りの質が悪化したりしてしまいます。

先ほどのAさんの場合も然り。睡眠研修でAさんに話を聞いたところ、いつもスマートフォンをいじって寝る時間が後ろ倒しになってしまっていたそうです。

さらに、彼が新入社員だったという点もポイント。新入社員は見ること、経験することすべてが新鮮です。処理しなければいけない情報が多く、そのための時間も必要です。また、ベッドに入っても明日のことで頭がいっぱいになり、あれこれ考えているうちはなかなか寝つけません。これは、新入社員だけではなく、管理職など会社の役職についている人にもありがちな現象です。

睡眠効率を上げるためには、寝室に眠りと関係ないものは持ち込まず、「ベッド＝

寝る場所」という記憶を脳に焼きつけること。そして、**寝る前はできるだけネガティブな問題や複雑なことを考えすぎないこと**が大切です。

ちなみに、私は寝室を寝る場所だと脳に記憶させるために一切の電気を置いていません。もちろん、スマートフォンなども持ち込まず、寝るためだけの部屋として寝室を位置づけています。私のやり方は極端すぎるかもしれませんが、ベッドには眠りと関係ないものは持ち込まないことを徹底し、眠りに集中する空間をつくることをおすすめします。

プロローグでも少し触れましたが、寝つきが良すぎるのも問題です。ベッドに入ってから1分以内に眠ってしまうという状態は慢性的な睡眠不足の証拠です。すぐに寝られることはそんなに自慢できることではありません。

理想的な寝つき方は3分〜10分かけてまどろみを感じ、徐々に入眠していくことです。

法則 2 起床時間が整っている

次に、2つの図の②の部分、起床時間を見比べてみましょう。**Hは土日を含めて起きる時間がほとんど整っていますが、Nは起床時間にばらつきがあります**。特に土日は、昼頃まで寝ている様子が窺えますね。

結論からいうと、**ハイパフォーマーと呼ばれるビジネスパーソンは、一週間をとおして起床時間が整っています**。

一定の時間に起床し、光を浴びる。このセットを継続することによって身体のサーカディアンリズムが規則的になります。逆に、極端なずれが生じると、リズムが後ろ倒しになり、眠気に襲われやすくパフォーマンスの低下につながってしまうのです。

ここで過去、私が睡眠アドバイスを行ったBさんの事例を紹介します。

コンサルティング業界に勤めている30代OLのBさんは、毎週月曜の朝に「会社に

図6

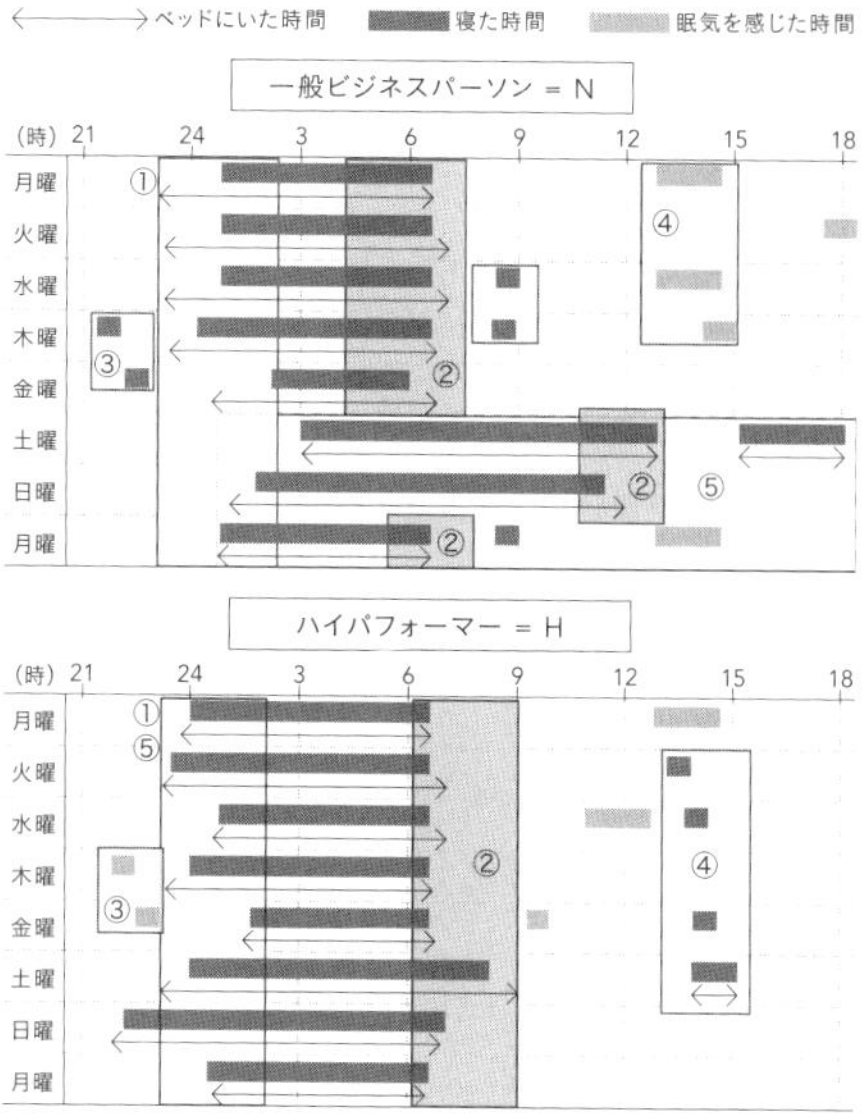

行きたくない……」という気持ちに悩まされていました。いわゆる**ブルーマンデー症候群**です。別名、月曜病とも呼ばれるこの症状は、**月曜日の朝を向かえると身体がだるく、気分が落ち込んでしまう**状態を指します。月曜日に限らず、長期連休明けなどにこの症状に陥る人も多くいます。

Bさんは特に、月曜日・火曜日は身体が辛く、水曜日からやっとエンジンがかかるような状態に悩んでいました。さらに、平日の帰宅時間が常に遅いため、どうしても土日は一日中寝てしまう。「休みの日だからたくさん寝なきゃ！」という人が陥りやすいのがブルーマンデー症候群の特徴です。

私たちが行った調査では、**理想とする睡眠時間と現実の睡眠時間では1〜2時間の差がある**ことがわかっています。多くのビジネスパーソンは慢性的に睡眠が足りていないという状況を考えると、オフの日にたくさん寝ようとするのは当たり前です。しかし、これでは十分な休息にはならないどころか、却って不調に陥るといった逆効果になってしまうのです。

では、Bさんのように週末だけ起床時間が遅くなると身体に何が起こるのか。

当然、平日の起床時間と3〜4時間のずれが生じます。たとえば、平日のサーカディアンリズムのスタート地点が朝6時だったとすると、週末に12時ごろまで眠った場合、起床リズムのスタート地点が昼の12時へとずれ込んでしまいます。

サーカディアンリズムのスタート地点が狂った状態で翌週の月曜日の朝を迎えると、Bさんのように「身体はまだ寝ているけれども強制的に起きなければならない」というつらい状態に陥ります。休日につくられてしまった起床時間のずれは、ビジネスパーソンのパフォーマンスに、確実に悪い影響を及ぼします。

このように、**ブルーマンデー症候群の構造はサーカディアンリズムのずれによって引き起こされている**のです。

私は、**Bさんにサーカディアンリズムを整えることを提案し、土日の起床時間も平日と同じ時間に揃える**ことを推奨しました。

睡眠のリズムを一定に保つことを徹底し、週末の過ごし方を変えたBさん。すると、これまで憂鬱な気分でスタートしていた月曜日がそうではなくなり、ブルーマンデー症候群の特徴である、だるさや意欲の低下を感じなくなったといいます。

それだけではありません。

適正な睡眠リズムを理解したことは、Bさん自身の仕事面へプラスに作用しました。たとえば、「平日の特に13時頃になると眠たくなる」「10時頃は集中力を出しやすい」といった**自分のパフォーマンスの傾向が見えてきた**のです。

ハイパフォーマーなビジネスパーソンにとって、自分の眠りの傾向を理解することはとても重要なことです。**自分のパフォーマンスが最大限に発揮できる時間帯を予測できると、重大な決断をする会議や頭を使う資料作成をその時間帯に行うようスケジューリングできます**。逆に、眠気に襲われやすい時間帯は、頭を使わない単純作業をするなどの工夫ができます。仕事にメリハリが生まれ、業務効率をアップできます。

こうして、Bさんは時間帯に合わせて仕事内容をコントロールできるようになり、ハイパフォーマーの仲間入りを果たしました。

リズムを整えると、自分がいつどのくらいパフォーマンスを発揮しやすいのか知ることができます。自分の能力の出しどころを理解した上で仕事をこなすことも、ハイパフォーマーの特徴だといえるでしょう。

法則 3 本睡眠前にうとうとしていない

仕事を終え、帰りの電車内。座ったとたん、つい、うたた寝をして最寄り駅を乗り過ごしてしまった……多くの人がこのような経験をしています。

座席も温かく、電車のゆらぎによって寝つきやすくなってしまうことは否定しません。

しかし、この時間帯に寝てしまうと、夜の睡眠に悪影響が出てしまいます。

さて、次ページのNとHの図の帰宅時間帯の部分③を見比べてみましょう。

Nのほうは平日の21時前後に短時間眠っている箇所がいくつかありますね。帰りの電車でのうたた寝、もしくは帰宅後に自宅のソファーに座ってそのまま寝落ちしてしまったといったところでしょう。

逆にハイパフォーマーであるHの図を見てみると、眠気を感じてはいるものの、帰宅時間帯に寝ている様子は見当たりません。

なぜ、21時前後のうたた寝が夜の睡眠へ悪影響を及ぼすのか？　それは、睡眠のある仕組みが関係しています。

図6

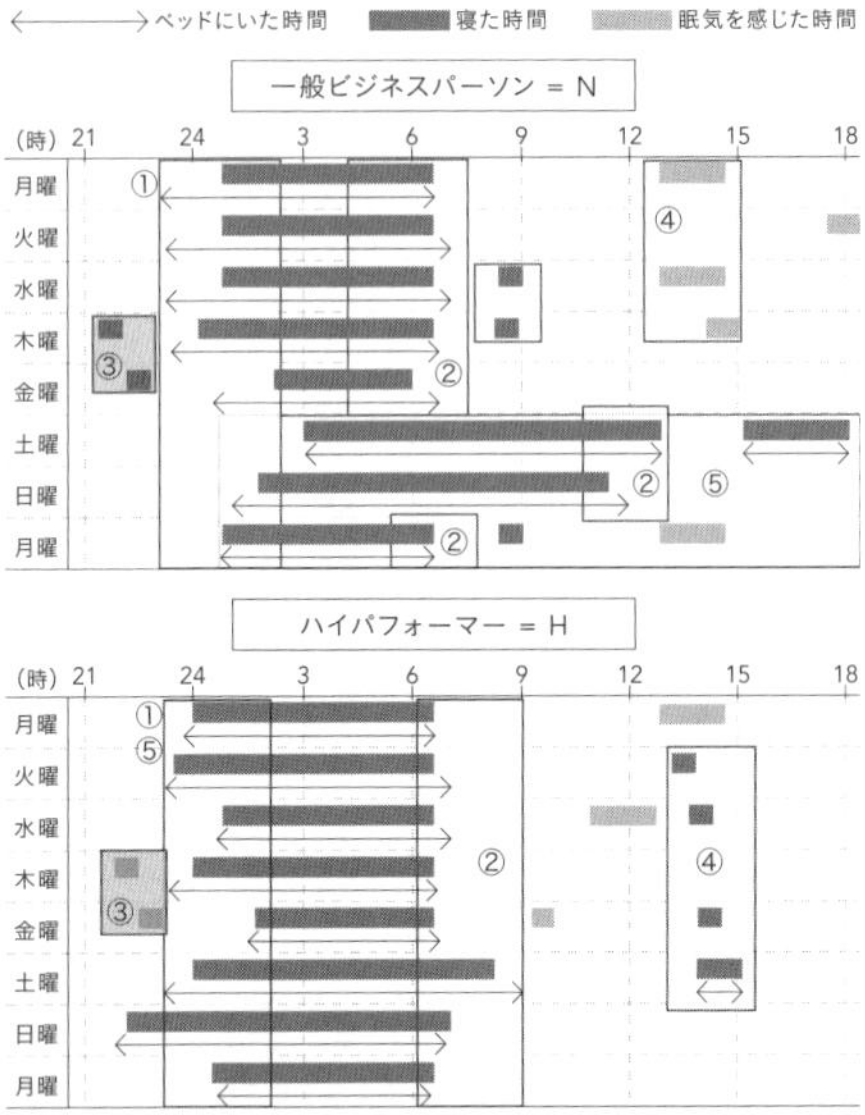

睡眠の仕組みは、バネの原理に似ており、**起きている時間が長いほど眠る力が溜まっていきます。**眠る力が溜まっていく様子は、バネを目一杯引っ張っている状態をイメージしてください。

これを専門用語で**「睡眠圧（睡眠の恒常性）」**といい、深く長い眠りである**「本睡眠」に向け、この睡眠圧をしっかりと貯蓄していくことが大切**になってきます。本睡眠に入る直前、それまで目一杯引っ張ってきた睡眠圧のバネを一気に弾き飛ばします。**溜めに溜めてきた睡眠圧を本睡眠の直前に一気に開放することが、深い眠りに入るため**

の条件となるのです。具体的にいえば、**通常23時に就寝する人はだいたい夕方16時以降は寝ずに睡眠圧をチャージしておく必要があります**。

しかし、Nのように本睡眠に近い時間帯に少しでも眠ってしまうと、今まで溜めてきた睡眠圧が減ってしまい、その夜の本睡眠の質が損なわれてしまいます。

ハイパフォーマーは本睡眠前には寝ない。これが一般のビジネスパーソンとの違いです。

過去、私が睡眠アドバイスをした人のなかに、夜中に突然目覚めてしまうことで悩んでいるCさんという人がいました。CさんはIT企業に広報担当として務める20代半ばの女性。夜ふかしはしていないはずなのに、なぜか眠りが浅い。深夜3時ごろになると目が覚めてしまい、日中の睡眠不足に悩まされていたのです。

話を聞くと、Cさんは毎日帰りの電車内でうとうと眠っていたことが判明しました。

そこで、睡眠圧の仕組みを伝え、まずは帰りの電車で眠ることをやめてもらいました。

すると、夜中に突然起きてしまうことがなくなったのです。これは、序章に登場したNTTデータの西村さんとほぼ同じ事例です。本睡眠に近い時間帯で睡眠圧を抜いてしまっていることが、中途覚醒の原因でした。

さらに、良い影響として現れたのが、朝起きた時のすっきり感です。Cさんは日中も強い眠気に襲われることがなくなり、集中力が格段にアップしました。

夜の本睡眠に合わせて睡眠圧を溜めていく——たったこれだけといわれればそうなのですが、少し気をつけるだけで、睡眠の質は上げられるのです。

法則 4 仮眠をフルに活用している

先のハイパフォーマーの定義でも少し触れましたが、私たちはサーカミディアンリズムによって自然と眠気を感じます。**起きて光を浴びてから7~8時間後には、眠気が訪れます**。また、睡眠圧の原理によって、起きている時間が長ければ長いほど眠気を感じやすくなることにも抗えません。

図6

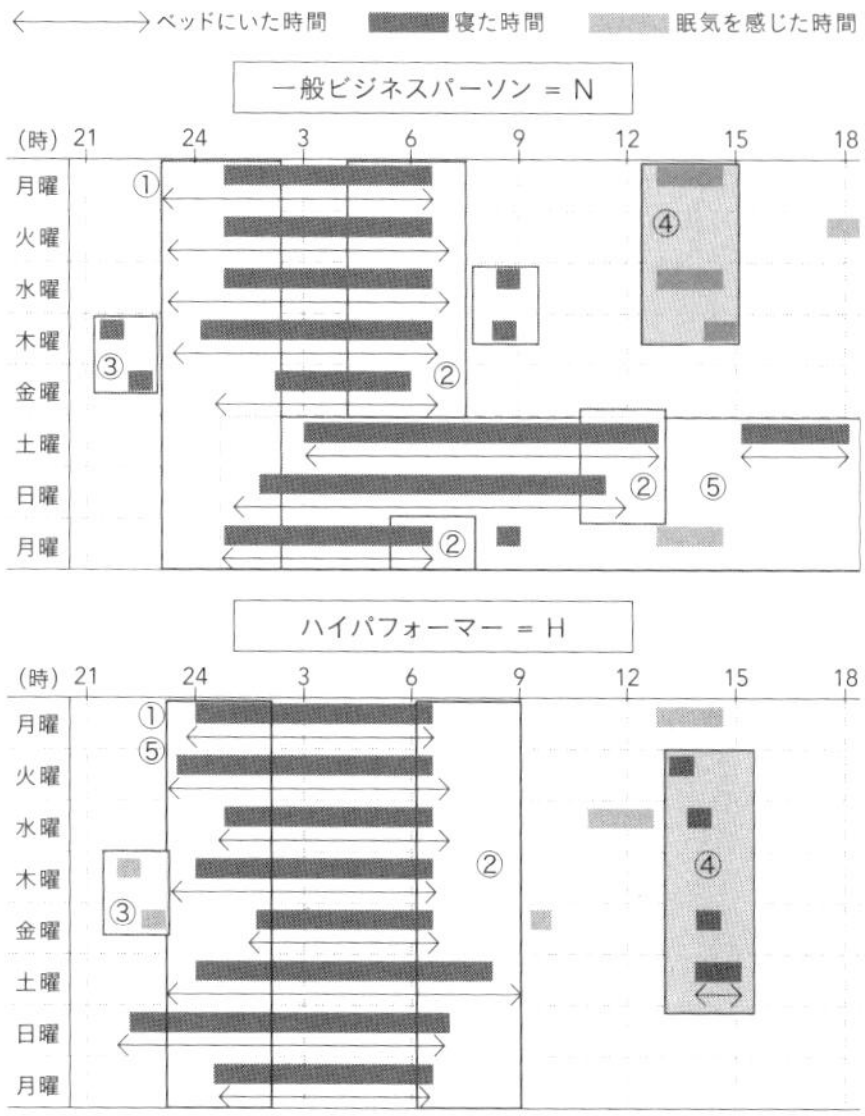

何度もいいますが、これらの眠気を感じることは、身体の異常ではなくむしろ正常なリズムを持っている証です。

ここで重要になってくるのは、日中に感じてしまうこの眠気をどう解消していくかということ。適切に対処していきましょう。

さて、2つの図の④の部分を見てみましょう。

Hの図からは、午後の時間帯に短時間睡眠をとっていることが読みとれます。これこそが、攻めの仮眠――そう、ハイパフォーマーたちは、**戦略的に仮眠を取り入れ、サーカミディアンリズムによって起こる眠気をうまくコントロール**しているのです。

眠気を解消する方法として、多くの人はコーヒーなどカフェインを摂っています。しかし、それはただ眠気を一時的にブロックしているにすぎません。

この対処法はドーピングのようなもので、根本的な眠気の解決にはなっていません。一定の時間をすぎるとまた眠気が押し寄せて、再びパフォーマンスが低下してしまいます。

眠気の根本がしっかりと解消できないと、仕事中のヒューマンエラーになりかねません。無意識のうちにケアレスミスにつながることも考えられるため、仕事のパフォーマンスを本当に上げたいのであれば、「仮眠」が大切になってきます。

ここでハイパフォーマーであるDさんの事例を紹介しましょう。

外資系企業で忙しく働くDさんはある日、海外との取引の影響で深夜3時頃まで仕事をしなければならない状態になりました。こういったイレギュラーな状況は、正しい睡眠リズムを実践している人ほど、睡眠圧の観点から眠くなりやすくなります。

しかし、ハイパフォーマーであるDさんは「明日は遅くなりそうだ」とわかった時点で戦略的に仮眠をとり、深夜の仕事に備え始めます。

まず、16時に30分の仮眠をとり、さらに夜の20時にも30分の仮眠をとっています。このように**深夜3時に向けて2〜3回ほど仮眠をとる**ことで先手を打つのです。

どんな仕事にも、繁忙期と呼ばれる忙しい時期があるでしょう。もちろん、徹夜は良くないことです。でも、どうしようもないハードな時期、ハイパフォーマーたちは、睡眠の技術を駆使して乗り切っています。

あくまでも応急処置ですが、深夜3時までエンジンを掛け続けなければならないような場合、**常に100%のパフォーマンスを出せるようにするよりは、70%くらいの一定のパフォーマンスを出し続ける働き方をすることが大切**です。

戦略的な仮眠のおかげで集中力を出し切ったまま仕事を無事に終えたDさん。しかし、時刻は、深夜3時をまわってしまいました。

ここからがハイパフォーマーの睡眠コントロール術の本領発揮です。**このような状況でも、起きる時間を揃えたほうが明日以降の身体のためだと判断したDさんは、何よりもリズムを崩さないことを優先**。仕事を終え、帰宅した深夜4時からいつもの起床時間である朝の6時まで眠りました。

2時間眠ってから出社したDさんは、日中強い眠気を感じるタイミングで仮眠をとり、容赦なく襲ってくる眠気をカバーしました。夕方15時以降は本睡眠へ向けて睡眠圧を溜めるため、仮眠はとりません。

その後19時に帰宅し、その日は21時と早めに就寝。後日、話を聞いてみると本睡眠では良い眠りがとれたそうです。

Dさんは、次の日以降の本睡眠に影響を与えては元も子もないという判断から、戦略的仮眠を選択しました。無事、次の日もいつもどおり起床した彼は、リズムを狂わせることなく、自ら適正な睡眠リズムを取り戻したのです。

Dさんの事例はかなりイレギュラーですが、仮眠の重要性がよくわかります。戦略的な仮眠のテクニックについては、第4章で詳しくお話ししたいと思いますが、ハイパフォーマーなビジネスパーソンはこのように睡眠の技術を駆使し、ハードなスケジュールをこなしているのです。

法則5 寝る時間に拘束されない

さて、最後は、寝始めの時間についてです。注目していただきたいのは、ハイパフォーマーであるHの図の⑤の部分。寝始めるタイミングが早かったり、遅かったりしていることに気づくかと思います。

これまたシンプルなことですが、**ハイパフォーマーは早く眠れる時は、いさぎよく早く寝ています。**

睡眠において大切なのは、リズムであり、寝る時間を一定にすることではありません。

図6

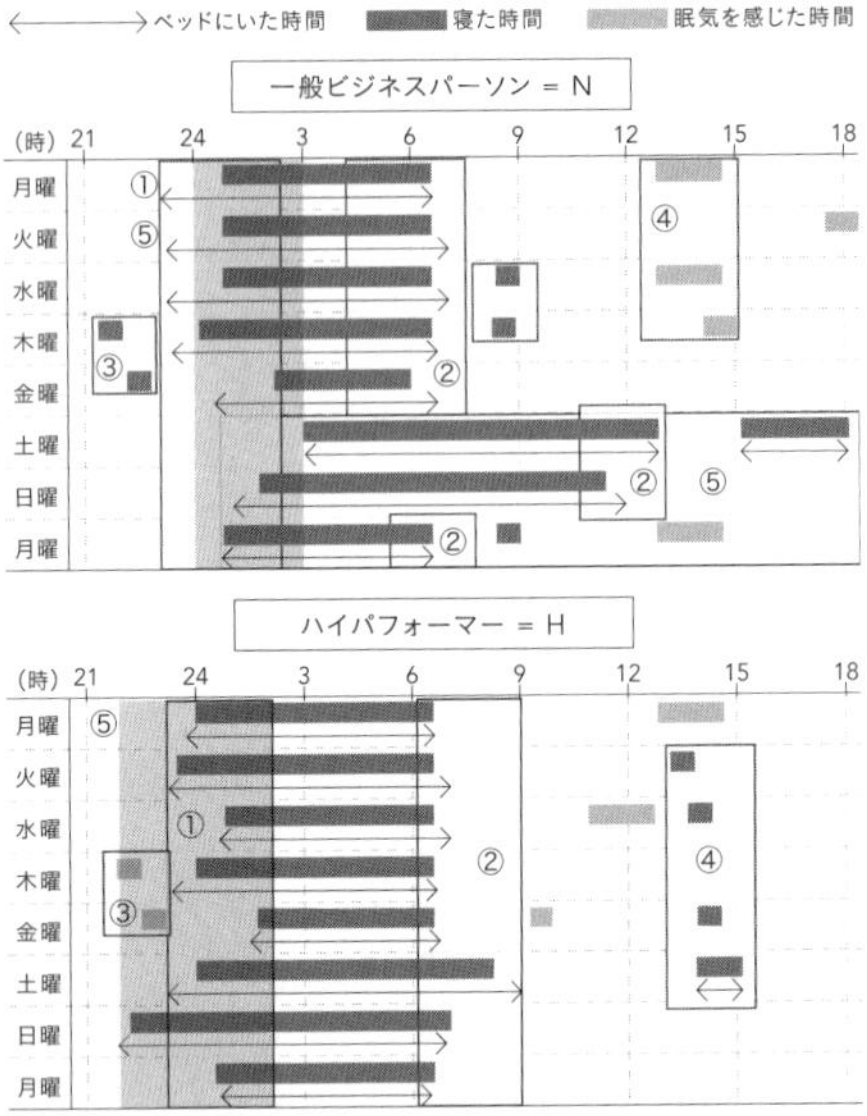

早く寝られる時に、早く寝ることが、日頃の睡眠不足を解消するために大切なのです。

なぜ、改めてこのことに言及するのかというと、「睡眠のリズムを一定に保つ」という強い意識のせいで、頑なに寝る時間を一定に保とうとする人がいるからです。

以前、非常に真面目なEさんという人が私のもとを訪ねてきました。彼は、時間を分単位で管理したい性格で、起きている時間はとにかくインプットを得ようという意識が高い人でした。

このような人が危険なのは、リズムが崩れることを危惧して、やることがないのに自分が決めた就寝時間まで時間を潰そうとすることです。彼は、「絶対に0時に寝て6時に起きる6時間睡眠を死守する！」と頑なにそれを守ろうとしていました。

特別やることがなく、その上眠い状態にもかかわらず、自らが決めた0時就寝のルールを守りたいがために、0時まではどんなことがあろうと眠らないのです。すると、いざ寝ようと思っても眠気のピークがすぎて眠れなくなってしまいます。

そもそも、現代のビジネスパーソンにおいて、毎日十分な睡眠時間がとれている人はまずいないと思います。仕事の都合でどうしても寝る時間が遅くなってしまうことが多々あるのが現実で、これが続くと睡眠負債がどんどん溜まっていきます。

だからこそ、**早く眠れるときには早く寝る**。これに限ります。睡眠負債が膨らまないうちにその都度解消していくことが大切です。

基本的には「眠い」と感じたら、それは身体が眠りを求めているサイン。疲れ具合や脳の負担は毎日同じではないため、身体と脳の状態に耳を傾け、早く寝たい時は身体に正直になってください。ただし、先ほどお話ししたように中途半端に寝てしまうのはよくありません。**仮眠なのか、本睡眠なのかをきちんと区別して眠りましょう**。

また、たとえ睡眠時間が短かったとしても、睡眠の質をアップさせることは可能です。詳しくは第3章で述べますが、光や体温のコントロール次第で短時間でも睡眠の質をアップさせられます。

睡眠技術を駆使してグローバル社会を生き抜く

ベッドに入ってから比較的早い段階で寝つき、起床時間が休みの日と関係なく一定である。昼間の仕事中に感じた眠気は戦略的な仮眠で対処し、夜の本睡眠に向けて睡眠圧を貯蓄していく。そして、眠れる時には早く寝て、睡眠負債を溜めないよう心がける——ハイパフォーマーなビジネスパーソンは、このように睡眠をコントロールしています。

個々が良い眠りを獲得し、一人ひとりのパフォーマンスが高くなれば、仕事の質も上がります。企業などであれば、その一人ひとりのパフォーマンス向上が、売上や利益につながります。

結果的に時価総額といった企業価値に数字として現れてくることは明確です。

今後、ますますグローバル化が進む現代では、グローバル社会特有の睡眠の悩みが出てくるでしょう。海外出張の多い会社であれば社員の時差ボケ問題に直面し、外資系企業であれば、本社とのテレカンファレンスで深夜に頻発する重要な会議にどう臨むのかに悩まされます。もしかしたら、アウェイな悪環境下で高い集中力を発揮しなければいけない場面があなたにもやってくるかもしれません。

いつどこにいても世界中とつながれる今、私たちは「眠いこと」を言い訳にはできません。逆に良睡眠を味方につけ、高いパフォーマンスと共に世界と闘っていく必要があります。

そんな背景があるからこそ、個々が良い眠りをとれているかどうかは大変重要です。睡眠技術を駆使しなければ、これからの資本主義社会は生き抜けません。

会社を構成する従業員一人ひとりの健全さを保つためと考えた時、長い目で見て会社の生産性をアップするためと考えた時、資本主義社会のなかで生き残る戦略を考えた時——企業として従業員一人ひとりの睡眠問題と向き合うことが、重要な課題であることは、明白です。人と社会が睡眠を尊重することが、もっとも大切なことなのです。

図7　ハイパフォーマーの睡眠のテクニックまとめ

その1	起床時間を一定にする
その2	起きてすぐに光を浴びる
その3	自分が眠くなる時間を把握し、仕事内容を的確に割り振る
その4	繁忙期は70%くらいの力を出し続けるための仮眠をとる
その5	起床後6〜7時間後に仮眠をとる
その6	仮眠前にカフェインを摂取する
その7	本睡眠に影響を及ぼす眠りをとらない
その8	寝室では眠る以外のことをしない
その9	寝る前に難しいことを考えない
その10	早く眠れる時は早く寝る

自分の生活に合わせ、できることから始めましょう。

第3章

眠りをコントロールする方法

睡眠はコントロールできる！

睡眠問題で悩む人の多くが、薬を飲んだり、医療機関に頼ったりしなければ睡眠問題を解消できないと思い込んでいます（睡眠時無呼吸症候群や重度の不眠症、うつ病など医療処置が必要な領域はもちろんあります）。また、シフト勤務で日々の起床時間がバラバラだったり、時差ボケによって不規則な生活を送っていたりすると、「私はこの会社で働いている限り、良い眠りなんかとれない」と端から諦めている人もいると思います。

しかし、諦めないでください。

睡眠は技術である——まさにこの一言がすべてです。

私たちの睡眠を制御するメカニズムを理解し、技術をもって睡眠をコントロールすれば、睡眠問題の多くは解決することができます。

この章では、睡眠をコントロールしていくための具体的な方法をお話ししていきます。

まずは、正しい睡眠の知識とメカニズムを理解して、**睡眠の質を左右する体温・光・睡眠圧の貯蓄をコントロール**していきましょう。どんな仕事をしている人であっても、コツさえ押さえれば、良い眠りを手に入れることは可能なのです。

睡眠の質を左右する3つのホルモン

最初に、睡眠のメカニズムについてお話しします。

第1章でも少し触れましたが、私たちは睡眠に入ると、ノンレム睡眠とレム睡眠を繰り返し、だんだん覚醒へと向かっていきます。

個人差はありますが、60～120分周期でこれが繰り返され、覚醒に向かうにつれてレム睡眠の割合が大きくなっていきます。

図8　睡眠の役割

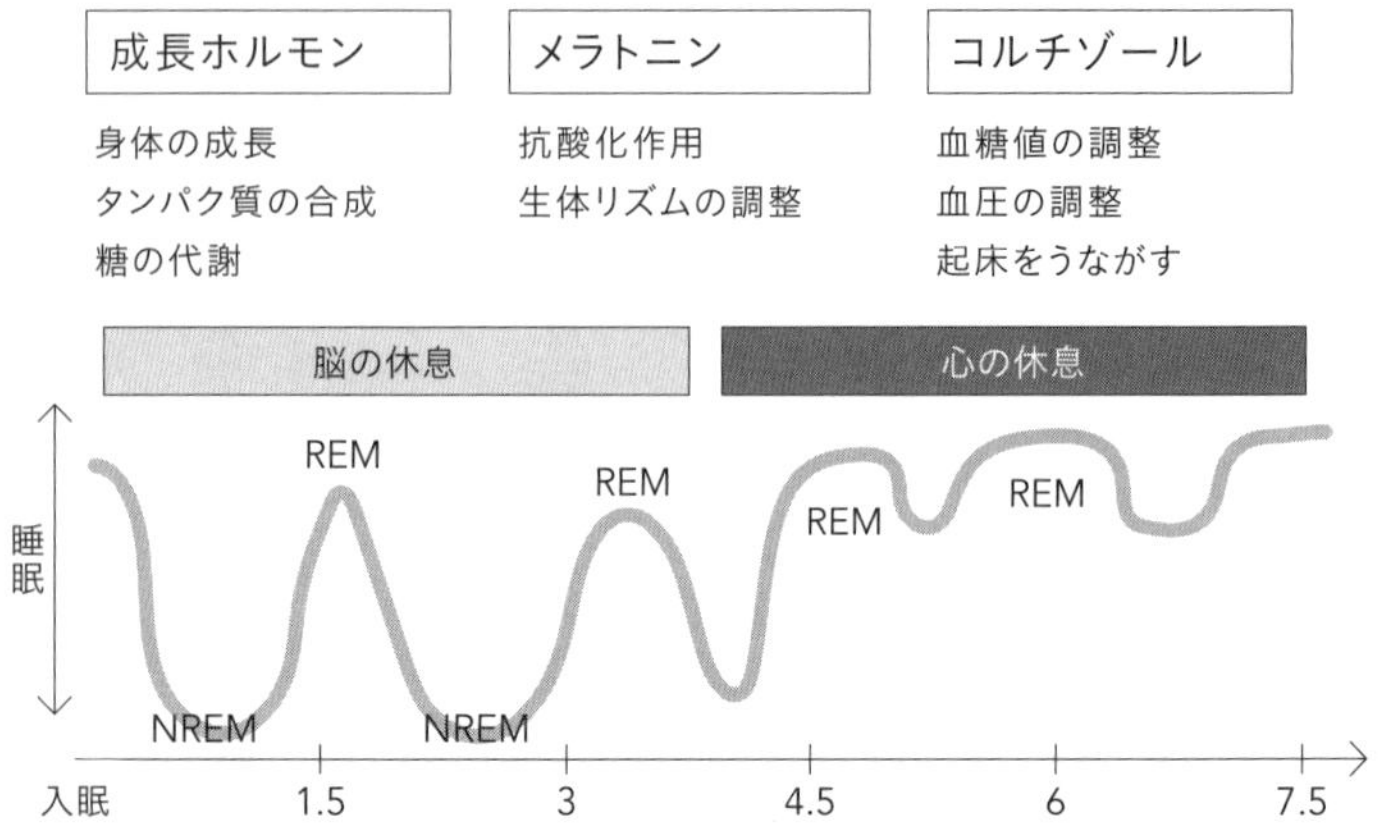

出典：ニューロスペース

これまでに説明したとおりレム睡眠中には、感情や記憶の整理が行われます。同時に、寝ている間は私たちの身体に欠かせないさまざまなホルモンが活発に活動しています（図8）。

睡眠中に分泌される大切なホルモンは大きく分けて3つです。それでは前半・中盤・後半の3段階ごとに説明していきましょう。

ホルモン ①「成長ホルモン」

睡眠に入った直後、主にノンレム睡眠中に分泌されるのは成長ホルモンです。**これは、たんぱく質の合成や免疫**

システムを刺激する効果があるホルモンです。

よく「寝る子は育つ」といわれますが、成長ホルモンは子どもの発育を促す役割も担っており、骨や筋肉内臓の発育や修復に関わる非常に重要なもの。糖分や脂質の代謝を促すということから近年注目されているホルモンでもあります。

ホルモン
② 「メラトニン」

そして、睡眠前には、**眠気を催すのに重要な役割を果たすメラトニンが分泌されます**。

じつはこのメラトニン、**睡眠と覚醒のリズムを司る**といっても過言ではないほど重要な物質です。メラトニンの分泌は、目の網膜をとおして入ってきた光によって抑制されるので、暗くなってきた夕方頃にその抑制が解放され、就寝時間が近づくごとに増えていきます。増加するごとに私たちは眠気を感じるメカニズムを持っているため、メラトニンの分泌を規則正しいものにすることが睡眠リズムを調整することに直結するのです。

のちほど詳しく説明しますが、**良い眠りをとるためには日中にある程度の太陽光を浴び、このメラトニンの分泌のリズムを正常に保つことが重要**となります。

ホルモン ③ 「コルチゾール」

眠りも終盤に差し掛かり、覚醒に近づくに連れて分泌されるホルモンがコルチゾールです。

コルチゾールは交感神経に関わっているホルモンで、環境の変化にすばやく対応するためのホルモンでもあります（天敵が現れたときなどにも分泌されます）。**血糖値や血圧の調整の役割も担っており、覚醒に向けてこのコルチゾールが分泌されることで、私たちは起床することができます。**

睡眠は「光・体温・睡眠圧」でコントロールできる

良い眠りはこれらのホルモンを正常に分泌し、私たちの身体に健康をもたらします。

さて、それではこのメカニズムを頭に入れた上で、睡眠の質をよくするための3つの要素である「体温・光・睡眠圧」についての説明とともにテクニックを解説していきます。いきなりすべてを行うのは難しいと思うので、できることから始めてみてください。

要素1 体温のコントロール

睡眠においては、特に身体の「**深部体温**」というものが重要になります。**深部体温とは、身体の内部の温度のこと。脳や内臓などの温度**です。

この**深部体温が下がっていく過程で、人間は眠くなる**という性質を持っています。

図9　深部体温の変遷

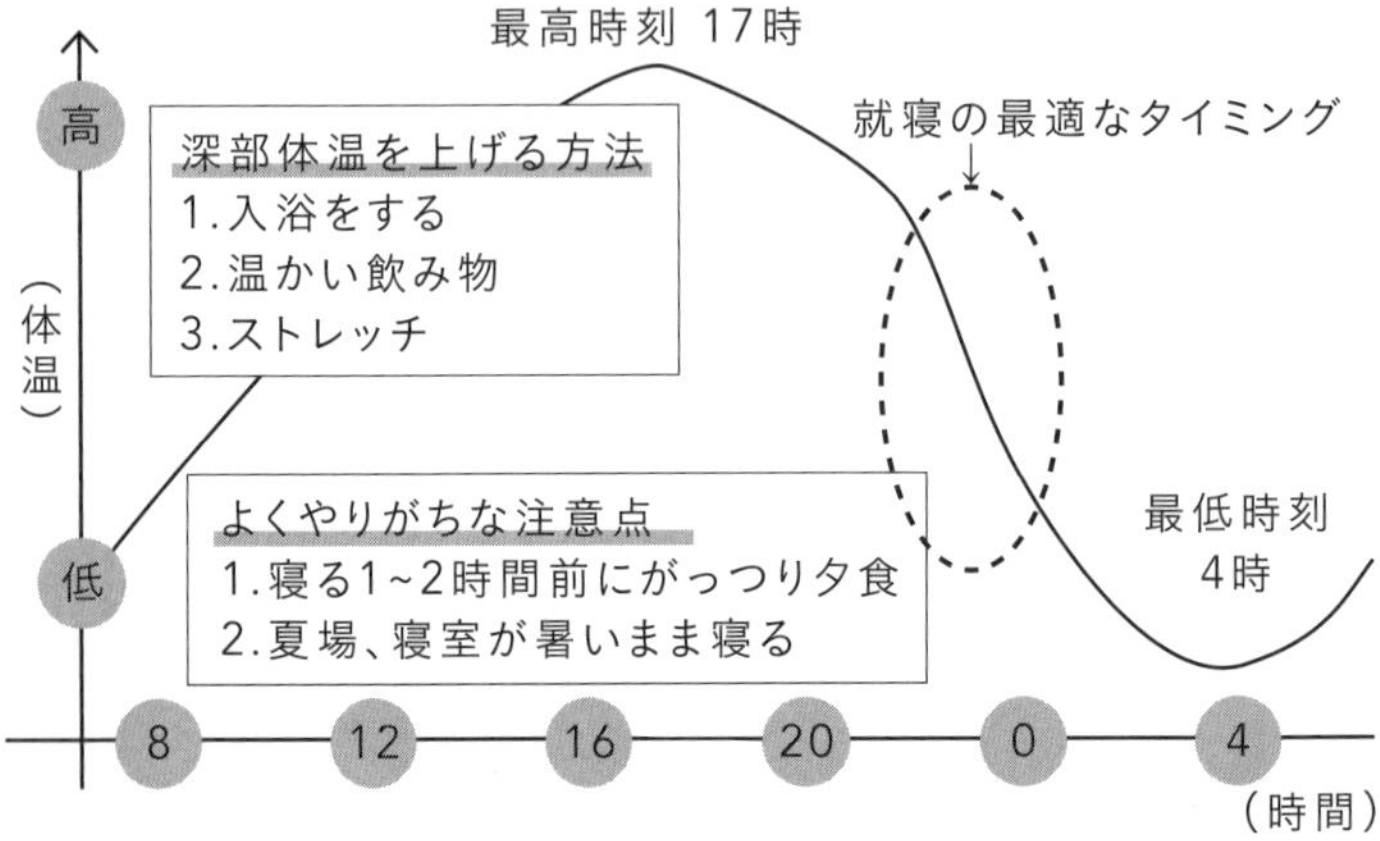

出典：ニューロスペース

深部体温は起きてから11時間後にもっとも高くなり、22時間後にもっとも低くなります。そして、深部体温が急激に下がっていく時に、質の良い眠りが実現できるという仕組みが私たちの身体には備わっているのです。

図9は6時に起床する人の体温の変遷を示しています。起床後11時間後の17時にもっとも高くなり、22時間後の午前4時にもっとも低くなっています。この仕組みをよく覚えておいてください。

また、勘違いされがちなのですが、「深部体温を下げる」ことは身体を冷やすことではありません。

理想的な寝つく時の体温の分布は、手足が温かく放熱され、内臓や脳の深部体温が下がっていく状態。特に手足が冷たいと寝つきづらく、手足は温かい状態を保っておくのがベストです。すると、手足から徐々に熱が放出され、逆に深部体温が低下していくため、より良い眠りをとることができるのです。

体温コントロールのテクニック①
深部体温を急降下させる

体温コントロールにおいて重要なのは、**深部体温を急降下させること**です。そのためには、一度深部体温を人工的に「上げる」必要があります。

すぐにチャレンジできる具体的方法は次の3つです。

①寝る1時間前に入浴をする

②温かい飲み物を飲む

図10　理想的な体の温度

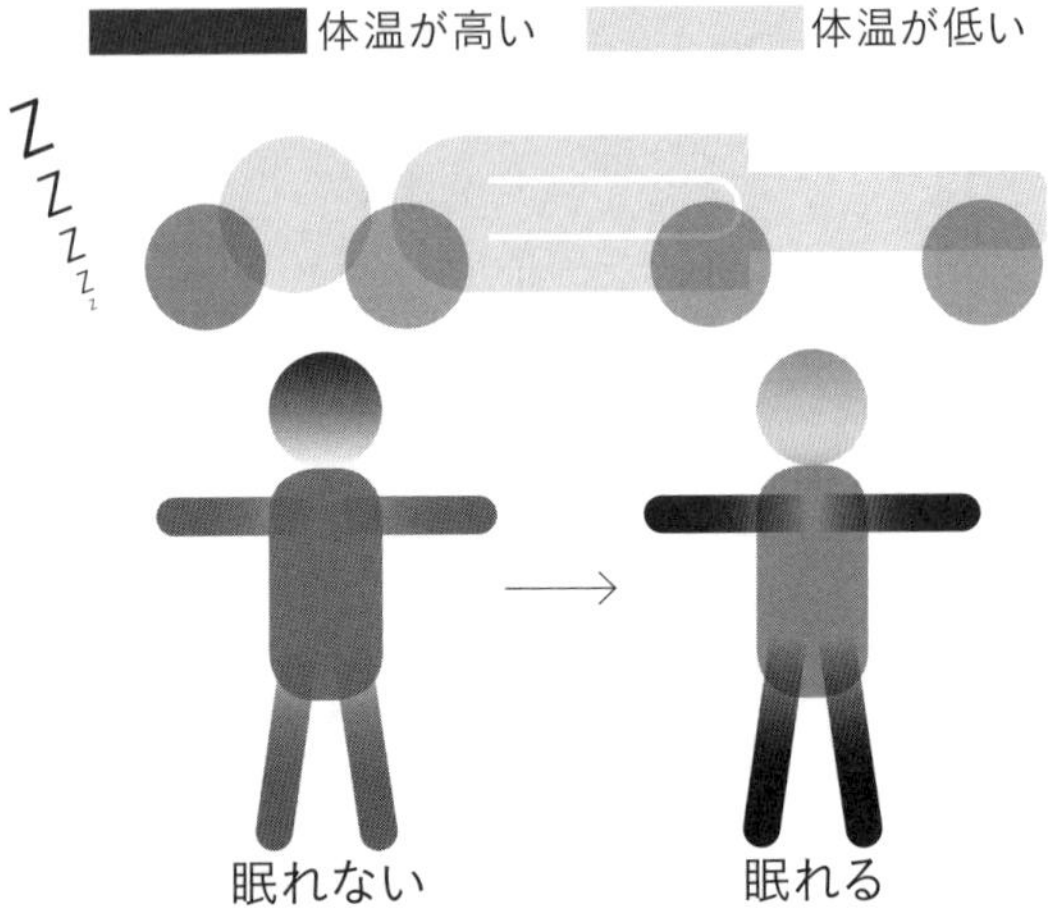

出典:ニューロスペース

③寝る前にストレッチをする

ポイントは、どれも眠る1時間前くらいを目安に行うことです。寝る直前にこれらを行ってしまうと、うまく体温が下がらず、逆に良い眠りが妨げられてしまいます。

まずは入浴です。ポイントは、お湯の温度と入浴時間。**理想は、38〜40度くらいのすこしぬるめお湯に、10〜15分くらいかけて半身浴すること**です。体温コントロールだけでなく、副交感神経が優位になり、自然と身体もリラックスできます。

温かい飲み物の種類はお好みでOKですが、塩分や糖分の高いもの、カフェインが入っているものは眠りを妨げてしまうので避けてください。

軽い運動に関しては、人それぞれではありますが、**ストレッチ**がおすすめです。

このように、深く良い眠りをとるためには、**就寝1時間前に深部体温を人工的に上げ、就寝に近づきながら深部体温を急降下させる**ことが重要です。

体温コントロールのテクニック②

夕食は寝る3時間前には済ませておくのが理想

さて、就寝前の深部体温のコントロールにおいて、夕食のタイミングや内容もポイントになります。

まず、**寝る直前にがっつりとした夕食をとってはいけません**。高カロリーの揚げ物だったり、炭水化物のオンパレードだったり胃に負担のかかるものを寝る前に摂取してしまうと、消化活動が活発になり、その上、食べてすぐ寝ると逆流性食道炎になりやすいというリスクもあります。

入眠時に深部体温を降下させていくことを考えると、**夕食は寝る3時間前に済ませておく**のがベストです。

しかし、忙しいビジネスパーソンのみなさんは、どうしても残業で遅くなってしまう日もあるはずです。質の良い睡眠をとることを第一に考えるのであれば、そんなときはサラダやフルーツ、ヨーグルトなど消化に負担のかからないものを食べて胃の負担を減らしてください。とにかく、寝る直前に食べなければならない状況になったら、量を減らしたり、消化に良いものを選ぶようにしましょう。

体温コントロールのテクニック③

起きたら熱めのシャワーを浴びる

ここまで良い眠りをとるためには、深部体温を急降下させることが大切だというお話をしてきましたが、じつは就寝前だけではなく、**起床後の深部体温のコントロールも重要なポイント**です。なぜなら、**深部体温は、起床後の仕事のパフォーマンスに影**

図9　深部体温の変遷

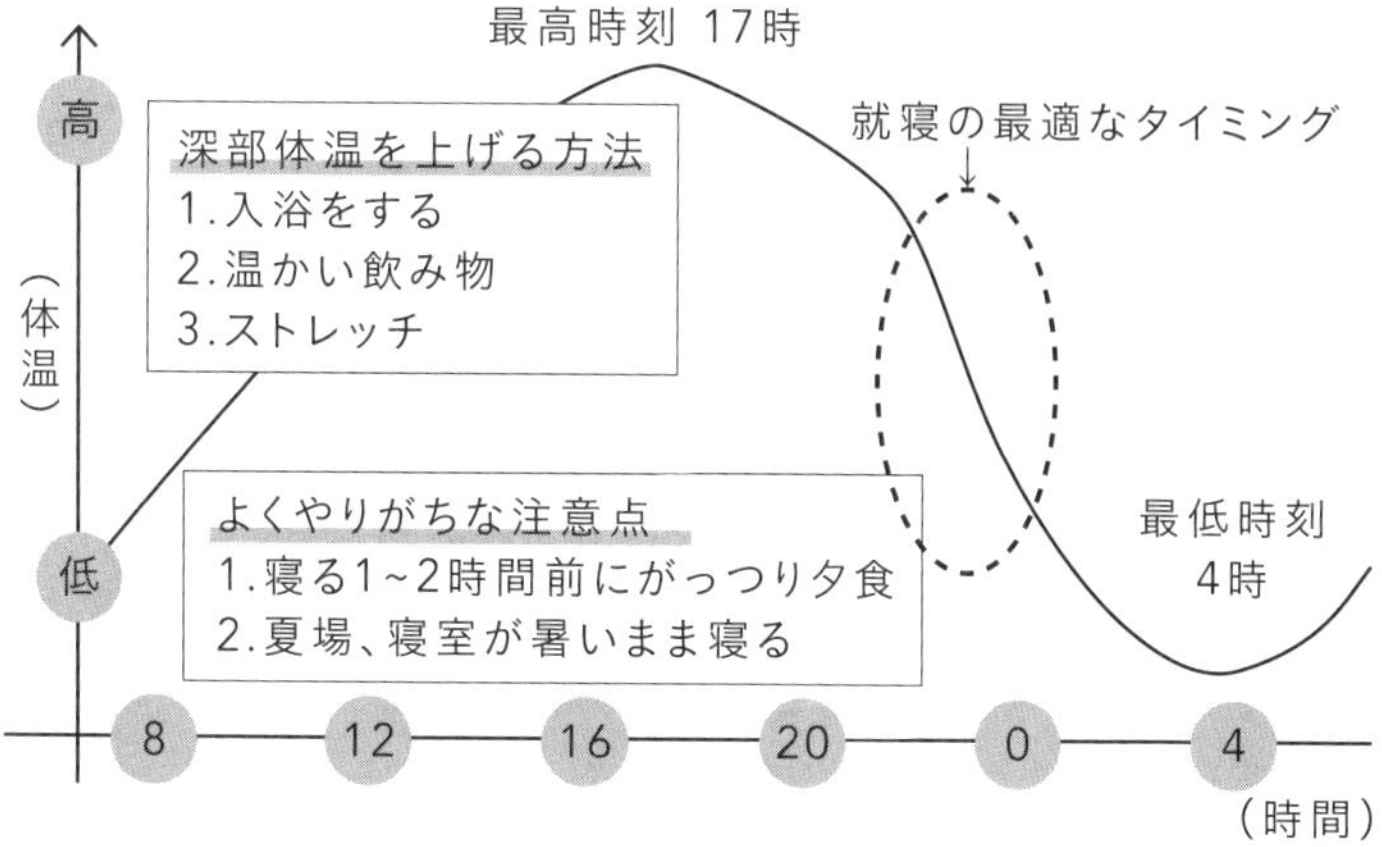

出典:ニューロスペース

響するからです。

改めて図9を見てみましょう。これは、23時に寝て6時に起きる人の深部体温の変動を表したものです。就寝時に低下し始めた深部体温は、午前4時の最低温度をすぎると、徐々に上昇を始めていることが見てとれますね。

起床してすぐ動くには、**人工的に深部体温を上げることが大切**になってきます。

具体的な方法は、「熱めのシャワーを浴びる」、「温かい飲み物を飲む」、「軽い運動をする」といった、就寝前の方法と似ています。

こうすることで交感神経が優位になり、日中のパフォーマンスを発揮しやすくなります。血流量が上がって頭もしゃきっとし、身体も動きやすくなります。

体温コントロールのテクニック④

深部体温が最高潮の時刻に運動をする

繰り返しになりますが、我々人間の深部体温は起床後11時間後に最高になり、起床後22時間後に最低になるという性質を持っています。

図9を見ると、深部体温の最高時刻は17時です。

深部体温が最高の時に軽い運動をすることによって、深部体温のリズムを整えやすくすることができます。

図9では、17時が深部体温のピークですが、17時だとまだ勤務中の人がほとんどでしょう。起床後11時間後に運動できるに越したことはないのですが、その時間を過ぎてしまったとしても問題ありません。帰宅前にジムで軽い運動をする、1つ手前の駅

で電車を降りて歩いて帰るなど、できる範囲で身体を動かしましょう。

また、**深部体温が最高の時に運動をすると、本睡眠中の成長ホルモンの分泌を倍増させる**ことにもつながります。**成長ホルモンが活発化すると、ダイエット効果も期待できる**ため、特に女性にはおすすめの方法です。

体温コントロールのテクニック⑤

冬は起きる2時間前に暖房のタイマーをセットしておく

深部体温のコントロールには、室内の温度も大きく影響してきます。

夏場など室内の温度が高い状態だと深部体温はなかなか下がりません。個人差はありますが、**寝室の温度はだいたい25～28度くらいを目安に、寒すぎず、熱すぎないと感じる適温に設定**しましょう。

逆に、冬場は寒くてベッドから起き上がるのが億劫になりますよね。覚醒に向けて深部体温をどんどん上げていかなければならないのに、寝室が冷えていることによってそれが邪魔されてしまう……。

そんな時、深部体温の上昇をスムーズにするには、暖房のタイマーを起きる2時間前にセットしておくのが効果的です。こういった工夫をするだけでも随分と起きやすくなります。

体温コントロールのテクニック⑥
眠る1時間前の行動を変えると良い眠りが手に入る

このように、深部体温をコントロールするだけで、質の良い眠りを実現することは可能です。

たとえば、私は今、この本の執筆にあたり取材を受けています。取材開始予定時刻は朝の9時。この時間帯には頭がフルに回転している状態をつくっておくことはもちろん、今日はこれ以外の仕事の予定も夜までみっちり詰まっている。そんな多忙な状況が昨日の時点で想定されたため、昨晩は深部体温のコントロールを実践しました。

まず、23時30分には就寝することを目標とし、20時には夕食を済ませました。眠る3時間前に夕食を済ませることで、胃や腸の消化活動を落ち着かせます。

体温のコントロールについては、だいたい22時くらいからぬるめの湯船に10〜15分ゆっくりと浸かり、副交感神経を優位に持っていきます。身体がリラックスしたことを感じたのでお風呂から上がり、冷房（取材は夏でした）を活用しながら深部体温を下げていきました。ストレッチも加えながら、ちょうど深部体温が下がってきたタイミングでベッドに入り、23時には入眠できるようにします。

そこからだいたい7時間ぐっすりと眠り、6時にすっきり起床することができました。朝熱めのシャワーに入って、交感神経を優位にもっていき、深部体温を上げた状態で取材に臨んでいます。

これらの**深部体温のコントロールはやりやすいものから取り入れていきましょう**。

要素

2

光のコントロール

起きてすぐに光を浴びることは、睡眠と覚醒のリズムをつくる上でとても重要なポイントです。

朝起きて光を浴びると、光の刺激が目の網膜を通って脳の視交叉上核《しこうさじょうかく》という部分に届き、体内時計がリセットされます。入ってきた光を合図にその15時間後に眠気が催されるという体内時計が私たち人間には備わっているのです。

先の説明のとおり、正常なメラトニンの分泌は眠気を誘う要素となり、良い眠りに直結します。メラトニンの分泌のリズムを正常にするためにも、起床してすぐに光を浴びることは重要なのです。

シフト勤務や夜勤の人にとっては朝の光を浴びることは難しいかもしれませんが、このように意識的に光を浴びることで、起床のリズムを一定に保つことができます。

ですから、朝の起床時間を後ろに倒すことはできるだけ避けましょう。起床時間がずれると、体調不良の引き金になる可能性がありますし、何より**一度狂ったリズムを戻すには数日を要してしまいます。**

光をコントロールするテクニック①

カーテンを開けて寝る

体内時計のリズムを自然にセットするためには、朝起きた直後に日の光を浴びることが理想的です。自然光が合図となり、覚醒と睡眠のリズムが整います。

たとえば、カーテンを開けたらガチャガチャと夜のネオンが入ってくる……といった状況だと話は別ですが、窓の外に街灯がなく、暗い状態であれば、カーテンを開けて眠ることをおすすめします。

日常的にカーテンを開けて眠っている人は、自然と差し込む朝日のおかげで、目覚まし時計をかけなくても、自然と起きられるという人が多いです。これは、起床と覚醒のリズムが整っている何よりの証拠です。

しかし、カーテンを開けて眠る際に注意することが一つあります。それは、季節によって変動する日照時間です。

夏場、日照時間が長い季節だと、太陽が昇る時間が早い。だいたい朝の5時くらいになると徐々に明るくなってくるため、窓を開けた状態で寝ていれば、その明るさによって自然と早く起きてしまいます。寝始める時間が遅いと必然的に睡眠時間が削られてしまうため、夏にカーテンを開けて寝る場合は、就寝時間に注意する必要があります。

一方、日照時間が遅い冬場は、朝7時くらいに明るくなってくるので、そこに合わせて起きる時間、寝る時間を調整していく必要があります。

光をコントロールするテクニック②

電球は暖色系の白熱電灯にする

体内時計を正常に保つ――つまり、メラトニンの分泌を阻害しないという観点から考えると、**電球の色をひと工夫すると効果的**です。

それには、**寝る前はなるべく、眠りへ誘いやすい暖色系の明かりが灯る環境を整えます。可能であれば、寝室だけではなくリビング、浴室なども暖色系の明かりにすると良い**でしょう。白色光には、身体が覚醒の時間だと勘違いしてしまう可能性があり、その光にメラトニンが反応してしまいます。

もっと厳密にいえば、LEDライトは睡眠には向きません。暖色系のLEDの場合、その波長によって覚醒させられてしまうことも研究でわかっており、理想をいえば、**暖色系の白熱電灯、究極はろうそくがベスト**です。

ろうそくの火は「f分の1ゆらぎ」というリラクゼーション効果のある波長を出すため、見ると寝つきやすくなるといわれています。安全面を考えると就寝中の手段としては無理がありますが、「お風呂にキャンドルを灯して入る」など、就寝前にそういった環境下ですごすことはとても効果的です。

ちなみに、私の自宅では、リモコンで光の色味を変えられるようにしています。ボタンひとつで白色系にもなるし、暖色系にもなる。その時間帯によって、ふさわしい色味に変えています。

寝室は光によってメラトニンの分泌を妨げたくないので電球は一切置いていません。

また、スマートフォンの光の強さやブルーライトは脳を覚醒させ、メラトニンの分泌を妨げてしまうので、寝る直前に見るのはNGです。

ここで光と睡眠に関するおもしろい研究をご紹介しましょう。

2015年に発表されたハーバード大学の研究によると、寝る前に発光するタブレットなどで読書をすると睡眠に関するさまざまな問題が引き起こされることがわかっています。

実験では、成人12名が5日間連続で夜に4時間、一般的な書籍と電子書籍での読書を行いました。その結果、**一般的な書籍を読んでいた時は正常だったメラトニンの分泌は、電子書籍となると大幅に低下したのです。また翌日、電子書籍を読んでいた群**

は、メラトニンの分泌量が増加し始める時間が1時間半ほど遅れてしまい、サーカディアンリズムへの悪影響が見られたといいます。この実験結果が示すように、寝る直前に電子機器などから出る白色系の光は眠りに悪影響を及ぼします。

第2章でも、寝室で寝ることと関係ないことをするのは良くないという話をしましたが、光の観点から考えても就寝前はスマートフォンの画面を見ない習慣が大切です。

光をコントロールするテクニック③

夜はなるべくコンビニに行かない

光による睡眠と覚醒のリズムをできるだけ崩さないことが大切ですが、現代社会にはそれを阻害するものが溢れています。

たとえば、夜のコンビニエンスストアやドラッグストアなどの商業施設は、夜にもかかわらず、白色光でガンガン照らされています。夜にこのような場所に行ってしまうと、身体が朝だと勘違いしてしまい、体内時計が狂います。

ただでさえ、光に対して敏感なメラトニンです。このような商業施設に限らず、**眠**

る前に白色光をたくさん浴びてしまうとメラトニンの分泌量が減ってしまいます。また、体内時計が狂うと、睡眠中のメラトニンの分泌にも悪影響を及ぼすため、眠る前は、不要な光に当たらないことを心がけましょう。

光をコントロールするテクニック④

雨や曇りの日でも起きてすぐ光を浴びる

ここまで日光の話をしてきましたが、いわゆる天気の悪い日はどうなるのでしょうか？

結論からいうと、雨や曇りの日でも睡眠と覚醒をつくるリズムに必要な光の量は入ってきます。

光の照度は、ルクスという単位で表されます。覚醒のリズムをつくるためには、2500ルクス以上の光を1分間浴びればよいとされており、晴れた日の野外は10万ルクス。曇りや雨の日も1万〜2万ルクスの照度があるため、問題ありません。

図11は光の量を表にしたものです。参考にしてみてください。

図11　日常にある光の量

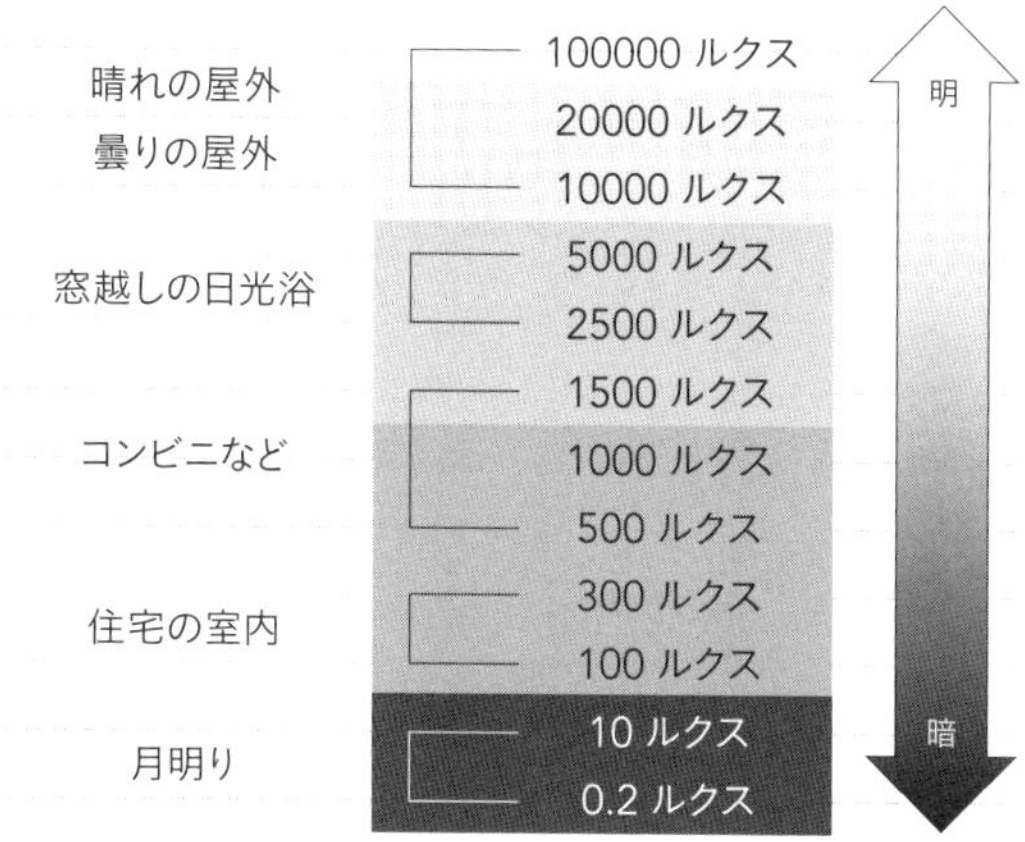

出典：ニューロスペース

要素 3 睡眠圧のコントロール

たとえば、恐ろしく忙しい時期を乗り越えた日の夜や徹夜明けなどは、泥のように眠ってしまうことがあると思います。

これは、睡眠圧が溜まりすぎた結果です。これまで何度か説明してきましたが、起きている時間が長ければ長いほど溜まるのが睡眠圧というものです。

睡眠圧は、眠る力を溜める役割を持っているため、睡眠の質を大きく左右します。良い眠りをとるための最後の要素は、睡眠圧のコントロールです。

睡眠圧をコントロールするテクニック①

仮眠で睡眠圧をリセットする

先ほどの泥のように眠ってしまった例。良く眠れたと感じるかもしれませんが、日中に無理矢理身体を動かしていたことに変わりはないため、パフォーマンスへの影響はゼロではないでしょう。睡眠圧が溜まりすぎてしまうと、仕事中に集中力の低下や眠気を招きます。さらには、疲れを長引かせ、体調に影響を及ぼしてしまう可能性もあります。

ではどのように睡眠圧をコントロールしていけばいいのでしょうか。

快眠に向けた睡眠圧のコントロール方法はいたってシンプル。**日中、眠気を感じる前のタイミングで仮眠を取り入れ、ある一定のところで睡眠圧をリセット**することです。

こうすることで日中の仕事のパフォーマンスがアップするだけでなく、仮眠以降に適切に溜まった睡眠圧のおかげで、その日の夜は質の良い睡眠をとることができます。

睡眠圧をコントロールするテクニック②

帰りの電車や帰宅直後のうたた寝をしない

ここまでも何度か説明していますが、睡眠圧を適切に溜めるために大切なのは、**本睡眠の直前で眠らないこと**です。

「だったら、日中の仮眠もいけないのでは?」と思ってしまいそうですが、そうではなく、眠るタイミングがポイントなのです。

詳しくは第2章でお伝えしたとおりですが、睡眠圧はバネのようなメカニズムを持っています。

起きている時間が長いほど、バネが引っ張られるように睡眠圧は溜まっていきますが、本睡眠の直前に眠ってしまうと、せっかく溜まったバネが一旦リセットされてしまいます。すると、いざベッドで本睡眠をとろうと思っても寝つけなかったり、途中で起きてしまったり、睡眠の質が悪くなってしまうのです。

睡眠圧は溜めすぎても良くないので、**適切な時間の仮眠で一旦解消し、夜の本睡眠に向けて再び溜めていく**といったコントロールが大切です。

この仮眠には、サーカミディアンリズムの観点から眠気を感じる、起きてから7〜8時間後の少し前の6〜7時間後、本睡眠の7〜8時間前までにとっておくことが重要です。仮眠を取り入れることで、本睡眠の質を下げないための習慣をつくることができるのです。

一旦、仮眠を取り入れて睡眠圧をリセットするだけで、仮眠後の午後の生産性も上がり、夜もぐっすり眠ることができます。ガッツで乗り切るよりも、こちらのほうが断然スマートですし、効率的です。

良いことづくしの攻めの仮眠

このようにちょっとした睡眠の技術を使うと、すべてがうまくまわせます。特に仮眠は、使いこなせれば最強の武器になり得ます。ただの仮眠ではなく、「攻めの仮眠」です。

攻めの仮眠をとるだけで、仕事が眠気に阻害されることが少なくなります。さらに、睡眠圧のコントロールという視点においては、本睡眠に向けて不適切な居眠りを避けられ、睡眠圧を十分に貯蓄することができるため、夜の眠りの質もアップします。ハードな現代社会を生き抜く術としての仮眠という選択肢を、みなさんに知っていただきたいと思っています。

とはいえ、日本の社会において、仮眠をとる文化は残念ながらまだありません。次の章では、制約の多い中でもできる具体的な仮眠の方法を、じっくりお話ししていきたいと思います。

第4章

攻めの仮眠を取り入れろ

現代人にこそ、攻めの仮眠は必須である

人間を含む哺乳類の眠り方は大きく2つに分けられます。人間以外の多くの哺乳類が1日のうち短時間の眠りを繰り返す**「多相性睡眠」**。そして、我々人間はある一定の時間まとまって眠る**「単相性睡眠」**という手法をとっています。

これらが通説ですが、**我々人間も仮眠という意味において、多相性睡眠のロジックを取り入れていくべき**なのではないかと私は考えています。あえて、新たな眠り方**「攻めの仮眠」**をとっていきましょう。

まずは人間の赤ん坊の眠り方を想像してみましょう。子育て中の人はわかると思いますが、赤ん坊は短い時間寝ては起きてを小刻みに繰り返していますよね。新生児期は、睡眠と覚醒のリズムが整っておらず、1日あたり約15〜20時間の睡眠時間をとり、

1日のほとんどを眠って過ごします。

じつは、私たちは小さい頃「多相性睡眠」の手法で眠っているのです。

生後1ヶ月くらい経つと、体内時計を司るメラトニンの分泌が始まり、だんだんとサーカディアンリズムが現れるようになります。成長するごとに睡眠時間はだんだんと減っていき、6歳を過ぎる頃には、大人の睡眠の構造、つまり「単相性睡眠」へと変化していくのです。

今、これを読んでいるあなたも、じつは幼い頃は多相性睡眠でした。そして、幼少期は必要な睡眠時間は比較的確保されていますが、大人になるにつれて睡眠は社会的に管理されるようになっていきます。

思い出してみてください。幼稚園や保育園では昼寝の時間がしっかりと確保されていたのに、小学校に上がるころにはもう昼寝をとる時間を確保しようという文化はなくなります。

そして、学生時代を経て、社会人になると、仕事や家事、子育てなどさまざまなものに忙殺され、昼寝どころか睡眠時間さえも削られていく……。ここ最近のストレス社会を考えると、足りない睡眠時間をカバーするためにも多少の多相性睡眠の手法へ立ち返るべき――つまり、仮眠が現代人には必要なのです。

もちろん、全員が全員8時間睡眠をとれていれば、無理して仮眠をとる必要はありません。しかし、忙しいライフスタイルを送るみなさんが毎日8時間眠ることは現実的に不可能です。

ただでさえ、日本人は睡眠時間が足りていません。睡眠不足をリカバリーするために仮眠をとることは、非常に効率的ですし、あらゆる効果を生み出します。**戦略的に仮眠をとれば、起きている時間帯のパフォーマンスは右肩上がりになる**でしょう。先述したとおり、ハイパフォーマーと呼ばれるビジネスパーソンたちはうまく仮眠を使いこなし、生産性を上げています。

また、**仮眠をとることで、脳内を交錯する多量の情報やあらゆる感情の整理がつきやすくなります。仮眠をとる・とらないによって、怒りや悲しみ、喜びなどさまざまな感情を制御しやすくなった**という論文も出ており、仮眠の有効性は社会的・科学的背景からも実証されているのです。

仮眠を取り入れたら集中力・生産性が上がった！

ニューロスペースと三菱地所で行った仮眠室導入実験では、仮眠を取り入れることで、社員一人ひとりの集中力がアップし、生産性が上がることがわかりました。

この実験の目的は、仮眠室の活用が従業員の生産性向上にどんなプラスの効果をもたらすのかを証明することでした。実験を始めるにあたり、被験者への事前アンケートを実施したところ、日中に感じる眠気に関する４つの実体が明らかになりました。

①日中に眠気や集中力の低下を約90％の人が感じている

②眠気を感じる時間帯は、13～15時の間に集中している

③眠気のせいで「業務の質の低下」や「業務効率の低下」を約80％の人が感じている

④眠気対策として、仮眠をとりたいと考えている被験者は全体の２／３

ちなみに、三菱地所の勤務体系は多くの企業と同じように定時制の日勤です。このアンケートから、従業員のみなさんが日中の眠気に悩んでいることが窺えます。

実験ではこのアンケート結果を踏まえ、被験者12名に仮眠室を使用してもらい、仮眠を取り入れた午後と仮眠をしなかった午後を比較しました。どれだけ集中力に差が出るのかという部分を測ります。

今回の実験では、客観面と主観面の2面からデータを収集し、集中力を測定しました。客観面の測定は、集中力がリアルタイムで測れるＪＩＮＳ ＭＥＭＥ（※メガネ製造・販売メーカーのＪＩＮＳが制作している集中力を測るためのメガネ。かけるだけで集中力を測定できる）のスコアを使用。主観面のデータは「眠気はなくなったか？」などといった個別のアンケート形式を採用します。

臨床の現場でも「よく眠れたか？」などの質問をするのですが、良い眠りがとれたかの主観データが重要な判断基準となります。

図12　会社員の日中の眠気(三菱地所)

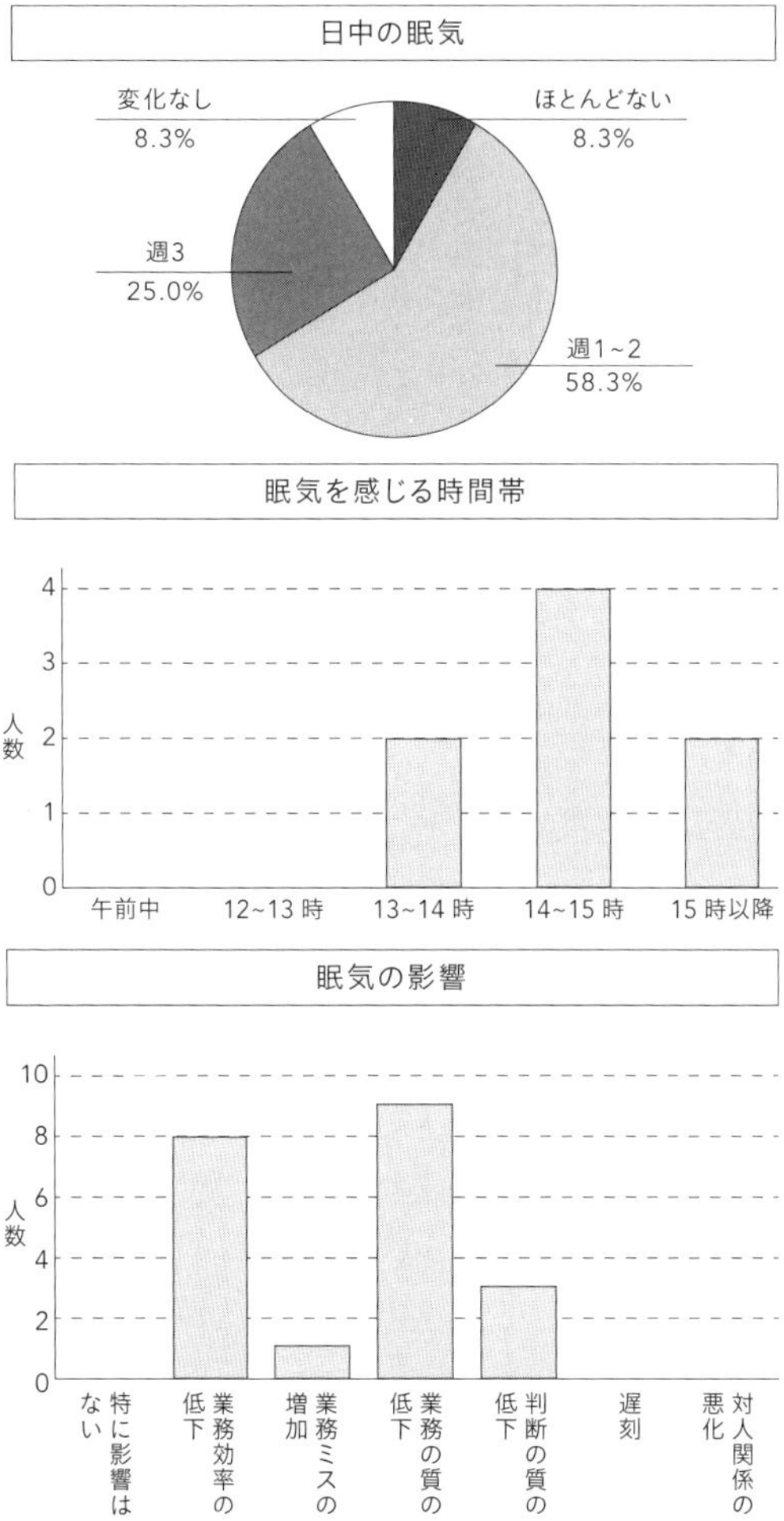

出典:ニューロスペース

実験の話に戻りましょう。

図13・14をご覧ください。仮眠後は客観データおよび主観的なアンケート結果の両面において高い集中力が見られる結果となりました。また、日中の眠気においては、仮眠をとった期間のほうが「眠気が低減される」という効果が確認されたのです。

細かく見ていくと、**仮眠をしなかった午後よりも仮眠をした午後のほうが、JINS MEMEによる集中力のスコアは向上しているのがわかります。さらに、主観データであるアンケートの回答でも仮眠なしよりも、仮眠を取り入れた午後のほうが集中度のポイントがアップ**しています。

そのほかにも「眠気を感じたか?」というアンケート項目において、全体の約58%が**「仮眠による改善を実感した」**と回答。さらに、**「仮眠をとることで作業生産性が良くなった」**と回答した割合は全体の2/3にのぼりました。

実際に仮眠を取り入れることによって、ここまで目に見える効果が確認できたのは

図13　仮眠室導入後の集中力(客観)

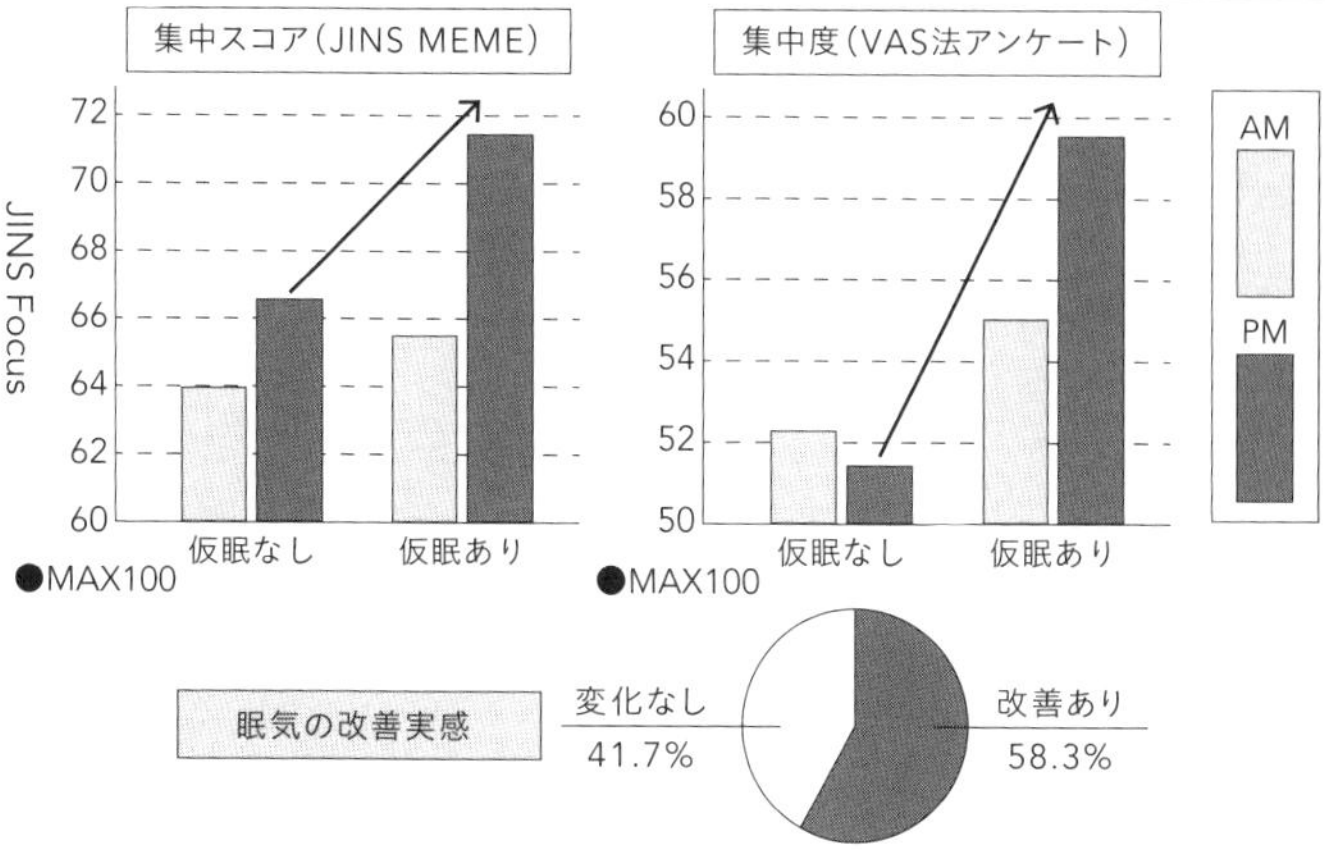

出典:ニューロスペース

図14　仮眠室導入後の集中力(主観)

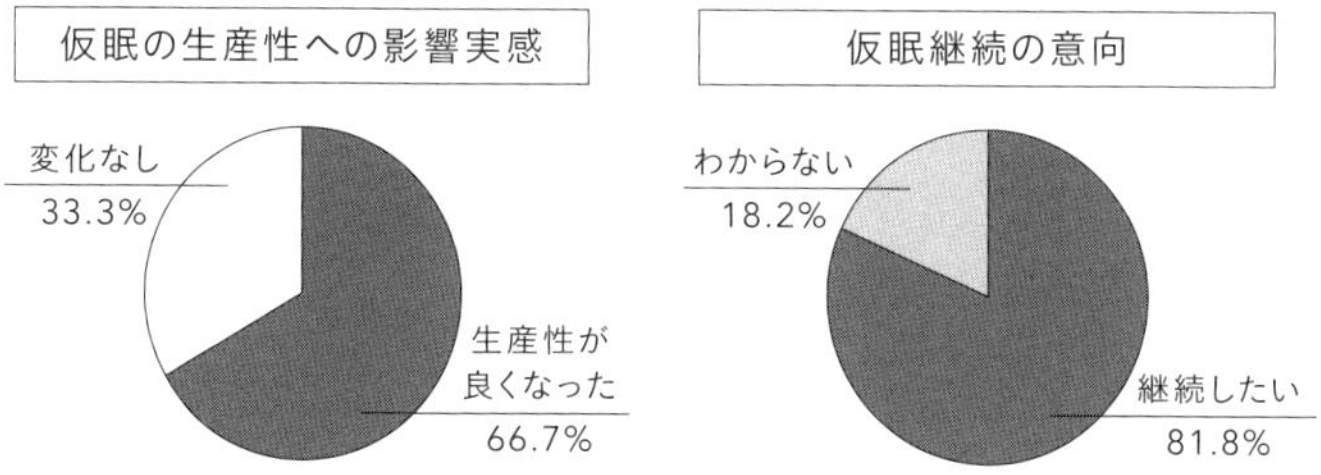

効果検証実験を通じたコメント(抜粋)

・頭がすっきりした　・眠気改善、思考が進む
・会議中の眠気がなくなった。夕方までやる気が持続
・特に疲れている時に仮眠をとると夕方以降の疲れを感じることが少なくなった
・身体を横にしているせいか足のむくみが取れる。仮眠に慣れていない時は仮眠後ぼーっとして具合が悪くなったが、慣れてくると身体がすっきりするような気がする。頭痛が改善した

出典:ニューロスペース

とても大きな成果です。仮眠の有効性が数値を見ても明らかですし、すぐに取り入れるべきだと判断するのに十分な結果ではないでしょうか。ここまで読んでいただけたみなさんには、仮眠の重要性をご理解いただけたかと思います。

増える、仮眠室導入企業 〜さまざまな仮眠室の形〜

少しずつですが、仮眠室の導入に踏み切る企業が増えてきています。

いくつか実例をご紹介していきましょう。

ライフイベント・インバウンド・地方創生の3領域で事業展開するITベンチャー・株式会社ネクストビートは、社長さんご自身が社内の福利厚生を充実させ、生産性を上げたいという強い信念を持っていました。仮眠室を導入したいと相談を受け、個室の仮眠室と数名が同時に眠れるオープンスペースの仮眠室２つを設置し、個室の仮眠

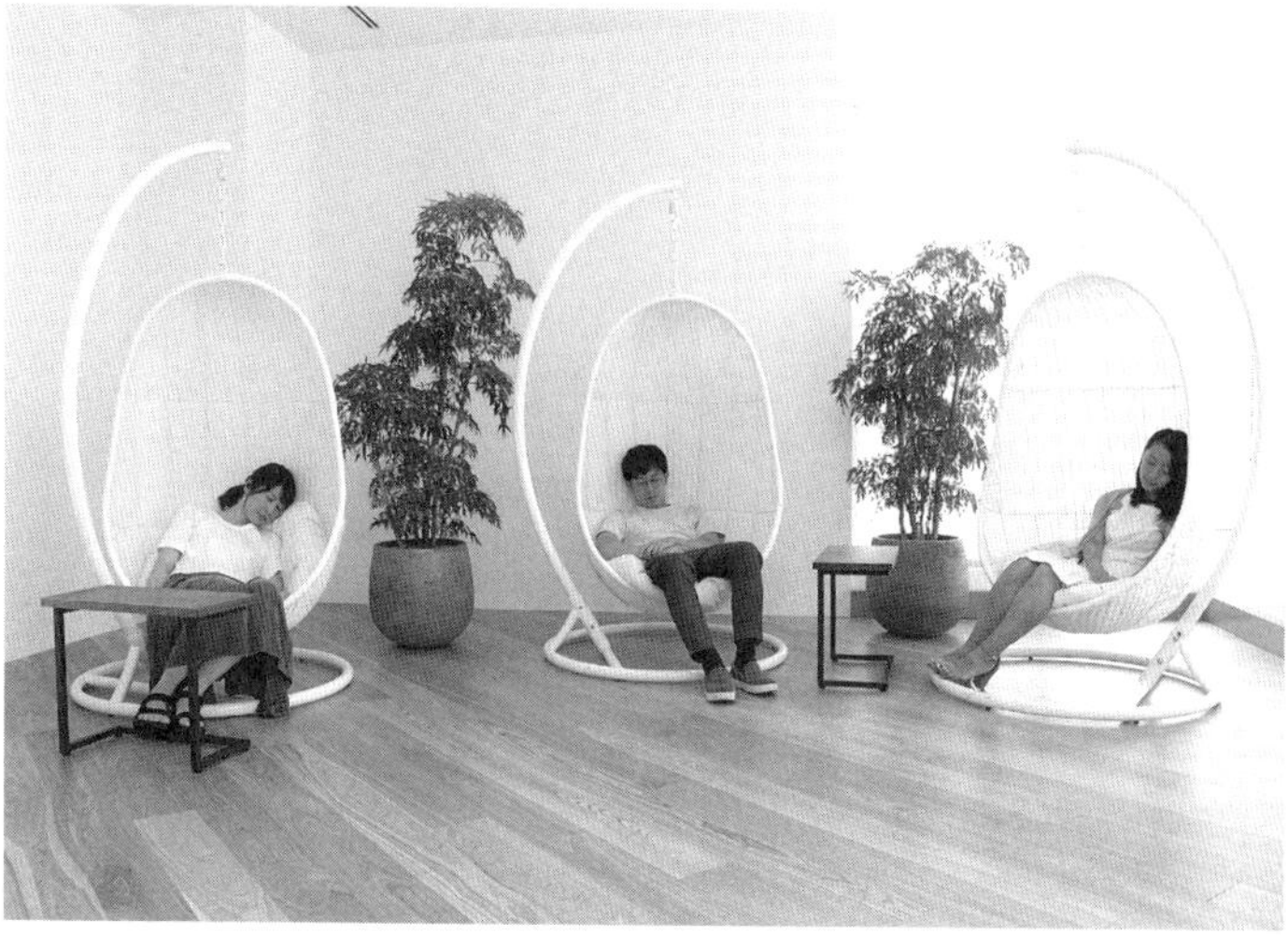

ネクストビートのオープンスペースの仮眠室

室には、各フロアにある休憩スペースに光を調整できる電球、癒しの音楽が流れるCD、さらにはアロマのディフューザーを備えつけました。

オープンスペースの仮眠室にはゆりかごのようなイスを設置し、よりリラクゼーション効果を感じられるような仕様にしました。

仮眠室といえば、個室を想像する方が多いかもしれませんが、オープンスペースの仮眠室のメリットは、一度により多くの人に使ってもらえることです。個室の仮眠室を設置すると、その場所が会社の利益につながっているのかなど、1平方メートルあたりの売上

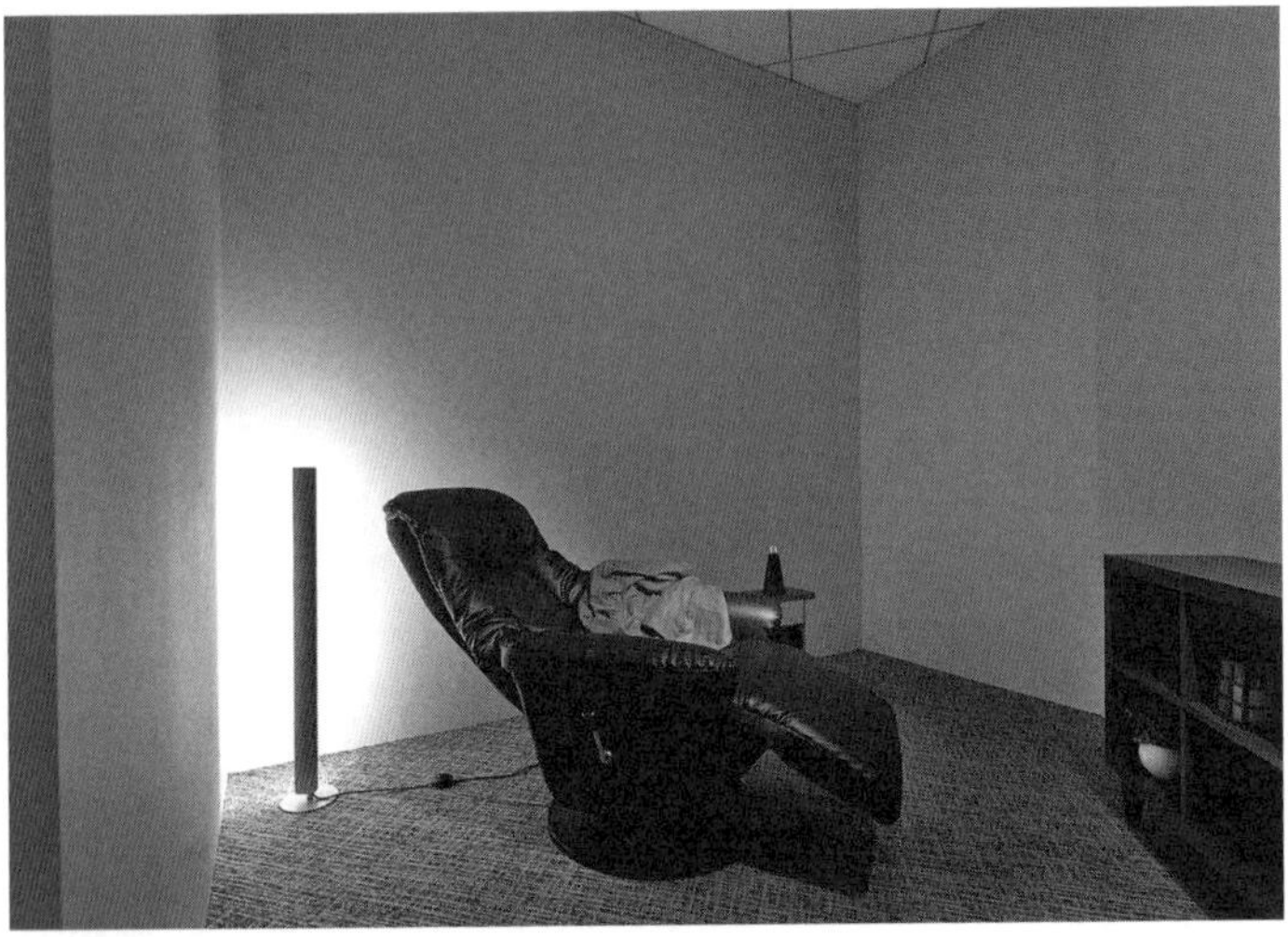
東急不動産ホールディングスの個室仮眠室。仮眠に最適な空間

高という議論が発生しやすいのですが、オープンスペースであれば、その議論も起こりづらくなります。

総合不動産会社である東急不動産ホールディングス株式会社も仮眠の重要性に気づき、仮眠室を導入した企業の1つです。

東急不動産ホールディングスの仮眠室は、角度調整ができる合成皮革のソファを設置しました。合成皮革は衛生的にも管理しやすく、おすすめです。

また、狭いと圧迫感があるため、広めのスペースに仮眠室を設置することはもちろん、明かりにもこだわり、より快適な空間に仕上がりました。

最近では**政府が健康経営や働き方改革を推進している**という背景もあり、これまであまり注目されてこなかった睡眠がようやく日の目を見るようになってきました。その良い影響を受け、**生産性アップや産業事故の防止など、さまざまな事案を睡眠課題の解決によって実現したいと考える企業が増加しています。**その中で「仮眠室をつくる」というのがソリューションの1つとして定着しつつあるのです。

同時に、大手企業がこのような仮眠室設置に積極的に取り組んでいるという動きは、睡眠文化を変えていく上でとても重要です。

ビッグカンパニーが率先してすることによって、中小企業や自治体へもインパクトを与えることができ、睡眠が文化として広がっていくのです。

仮眠効率をアップするテクニック

さて、攻めの仮眠の実践的なテクニックを紹介していきましょう。

私がみなさんに紹介するのは、ただの仮眠ではありません。「攻めの仮眠」です。ただ寝ればいいというものではなく、攻めの仮眠にはちょっとしたコツがいります。

テクニックは大きく分けて４つ。**夜の本睡眠に影響を与えない眠り方**をすることが肝となります。

技術 1 仮眠は起床後6〜7時間後にとるのがベスト

第1のテクニックとして上げるのが仮眠のタイミングです。

人間は起きてから7〜8時間後に眠気のピークがやってくるというメカニズムを持っています。これは、人間に備わるサーカディアンリズムのメカニズムに関係するもので、私たちが自然と感じる眠気です。

攻めの仮眠のタイミングは非常にシンプルです。この眠気がやってくる前に自分から眠りに行くのです。

たとえば、**朝6時に起きて日中仕事をする人は、13〜14時には必然的に眠くなります。したがって、ちょうどお昼過ぎの時間帯が攻めの仮眠をする絶好のタイミングです。**

仮眠だからといって、いつ寝ても良いわけではありません。**起床時間から眠気のピークを逆算し、自ら進んで眠りましょう。**

しかし、仮眠文化が浸透していない大多数の企業では、なかなか社内で実践に移すことが難しいかもしれません。

その場合は、お昼休憩のときにカフェなど別の場所で15分程度の仮眠をとったり、外回りの休憩中に仮眠をとるなど、短時間で良いので実践してみてください。

少々手荒かもしれませんが、仮眠することでパフォーマンスがアップするという事実を考えると、背に腹は変えられません。

技術 2 理想の仮眠時間は15~30分

2つめのテクニックは仮眠の時間。作業効率を向上させ、かつ夜の本睡眠に影響させないためには、だいたい**15~30分程度の仮眠時間が理想**です。

「仮眠のタイミングも仮眠時間もわかったけど、必ずしも理想の時間に仮眠がとれるわけではないのですが……」よくこんな質問をされます。そのとおり、多くの人にとっては、スケジュールを立てたとしても狙った時間に仮眠することは難しいかもしれません。

そんな時は、ずれ込んだ分、**仮眠時間を少なめにして対処**します。

たとえば、サーカディアンリズムの観点から13時から30分間仮眠するというスケジュールを立てているビジネスパーソンがいたとします。しかし、明日の13~15時に重要な会議が入ってしまった場合、当然、会議中に仮眠はできません。

図15　仮眠時間と効力

時間	眠気の解消	作業能力の向上	夜の睡眠に影響しない
1〜5分	○	△	◎
6〜15分	○	○	○
16〜30分	◎	◎	○
31分〜	○	○	×

出典：ニューロスペース

　このように仮眠のベストタイミングに予定が入ってしまった場合は、**仮眠時間をいつもより少なく設定し、予定の前後で対応**します。特に、仮眠する時間帯が遅くなるほど、夜の本睡眠への影響が心配されるため、後ろにずれ込んだ場合は、少なめに眠るのです。先ほど想定したビジネスパーソンの場合だと、30分の仮眠していたところを10分程度に抑えるといった具合です。

　図15は、仮眠時間とパフォーマンスの影響を示しています。ぜひ日常の仮眠時間の参考にしてください。

技術 3

仮眠時は「心臓より頭を上にする」

3つめのテクニックは寝る時の姿勢です。

まず、仮眠時は横になってはいけません。フラットな姿勢は本睡眠、つまりベッドに入って眠る状態と同じです。**本睡眠と同じ姿勢で寝てしまうと、身体が深く眠る姿勢だと勘違いしてしまうため、仮眠をとる際には横たわらないように注意**しましょう。

あくまでも仮眠は仮眠ですので、本睡眠とは差別化することが重要です。

仮眠では、**心臓よりも頭を上にし、ソファなどに寄りかかれている状態がベスト**です。

また、起きた時に首が痛くならないように首を固定しておくのも重要で、この時に有効なアイテムが首枕です。長時間のフライト時に持っていくというビジネスパーソンも多いかもしれませんが、これを使えばしっかりと首を固定することができ、寝違える心配もありません。

机に突っ伏すスタイルでもいいのですが、人によっては呼吸がしづらくなることがあるので、できればソファなどで眠るのが一番良いでしょう。

技術4 仮眠前にカフェインを摂る

4つめのテクニックはカフェインの摂取。眠気をごまかすために仕事中にコーヒーを飲む人が多いと思いますが、**もっとも効果的なカフェインの摂り方は、仮眠する直前に飲む**ことです。

カフェインは摂取してから30分以降に効果を発揮するため、仮眠前に飲んでおくと、起きた後、よりクリアな頭で活動しやすくなります。

必ずしもブラックコーヒーが良いというわけではないので、ミルクを入れてカフェオレにするなど飲み方はお好みで構いません。

攻めの仮眠の4つのテクニックは以上です。思ったよりも簡単ではないでしょうか？

仮眠室を取り入れるには？

ここまで読んでくださった読者のみなさまのなかに、仮眠室の導入を検討したいと思っている人もいらっしゃるかと思います。

仮眠室を取り入れる方法についてもしっかり紹介していきます。

方法 1 部屋とイスを用意する

私たちが仮眠室のコンサルティングをする際はパターンが2種類あります。

1つは、企業から要件定義があり、一緒につくっていくパターンです。たとえば、先ほどの三菱地所の場合は「男性3部屋、女性3部屋の個室の仮眠室をつくりたい」

と具体的な部屋数などが決まっており、その範囲に合わせて適切な仮眠室を監修していきました。

もう1つのパターンは、「このスペースでなんとか仮眠室を構成できないか」という限られた条件でのご相談です。与えられたスペースの中でどのように最適な仮眠室をつくっていくかという部分がカギとなります。

どちらのパターンでも、仮眠室を設置することは可能です。極論をいってしまえば、最低限、場所とイスの確保さえできれば、仮眠室として成立するのです。

まずは、部屋の確保から始めてください。企業規模にもよりますが、**仮眠室は8〜10畳のスペースがあればOK**。小さめの会議室が1部屋確保できるとより良いです。イスは、リクライニング式のものがあると角度を調整できるので好ましいです。ソファなどゆったりとリラックスして座れるタイプのものがあるとベストでしょう。

ちなみに、私たちが監修したスローガン株式会社は、1畳くらいのスペースで仮眠室導入を検討していました。

狭いからといって実現不可能というわけではなく、たとえスペースがなくとも、適正なサイズと機能性を見出したソファを選定し、光の入り具合や音の遮断具合を見て設置することができます。

もし、仮眠室に1部屋使うのが難しいのであれば、時間帯によってその部屋を仮眠室として使うようなシステムにするのも1つの手です。

実際この方法を実施されているのはGMOインターネット株式会社です。ある会議室を時間限定で仮眠室として解放しており、社内アナウンスで従業員に共有できるようにオペレーションをしているそうです。

方法2 社内に仮眠の重要性を浸透させる

「部屋とイスが用意できた！」としても、従業員に仮眠の文化を伝え、実践に移してもらうことは簡単ではないでしょう。現状、「仮眠をとる」という文化は日本社会には根づいていません。

先ほども例に上げた東急不動産ホールディングスは、新オフィスに移転するタイミングで従業員の声を聞こうとアンケートを実施しました。

「社食を充実してほしい」などさまざまな声が上がったなか、アンケートで2番目に多かったのが「仮眠室を設置してほしい」という要望でした。会社としても従業員のその思いを反映させたいという強い意思があり、仮眠室導入へと踏み切ったのです。

東急不動産ホールディングスの新社屋のコンセプトは「コミュニケーション」×「生産性向上」です。「Call（コール）」と名付けられた新社屋は、「オフィスワーカーの健康・知的生産性」に焦点を当て、従業員の働きやすい環境を整えることや健康・快適性アップによる生産性の向上をテーマにしていました。

しかし、仮眠室導入が「いかに会社にとってプラスになるのか」や「逆に業務が滞ってしまうのではないか」といった疑問や懸念の声も当然ながら出ました。

実例①

仮眠室設置による効果を示して解決

そこで私たちは、仮眠室の設置には数字に裏づけされた確かな効果があることを示すことにしました。**仮眠によって集中力が上がれば業務効率がアップし、結果的に残業が減る**。先の三菱地所の実験結果を示せたことが、仮眠室導入への最終的な決め手となりました。

100%の仕事量に高い集中力を持って取り組むことができれば、勤務時間内に終わらせることができます。しかし、集中力が下がっていたら100%のうち80%の仕事しか終わらせることができず、20%は残業になってしまう――。

このように眠い状態を我慢しながら仕事をする時と、眠気なくすっきりとした状態で仕事をした時の残業時間を比較すれば、**仮眠にコストをかける価値がある**ことは明白です。**日中15~30分の仮眠をとると、就業時間は短くなるけれど、残業時間の短縮や生産性アップなどそれを上回る効果がある**のです。

もし、この本を読んでくださっているみなさんが仮眠室の導入を考えているのであれば、この本に掲載している実例をファクトとして仮眠室導入の根拠にしていただければと思います。ただ、人を放り込んで眠れる部屋をつくるのではありません。仮眠室を設置するのには、確かな合理性があるのです。

実例② 企業のトップが背中で示す

もう1つ仮眠の文化を浸透させる上で大切なことは、**トップや人材を管理する人事部の人などが率先して仮眠を認める姿勢を見せていくこと**です。

当たり前ですが、上司が休んでいなければ、部下が休みづらくなります。

先述した三菱地所にとっても仮眠室の導入は初の取り組みでした。最初は使用頻度がなかなか上がらなかったようですが、半年後には利用が頻繁になりました。

これは、社内で仮眠文化が浸透した証拠です。聞けば、部長クラスの方が何度か仮眠室を使い、攻めの仮眠の姿勢を示していったそうです。

もし、これを読んでいるあなたが部下を持っている立場にいるのであれば、仮眠の重要性を行動で示していってください。仮眠をとることはスマートである——私は、仕事ができる人ほど、眠れているという事実が世間の一般常識になる社会をつくりたいのです。

思えば、数年前までは、育休をとることは当たり前ではありませんでした。しかし、現在では、女性社員を始め、男性社員も育休をとれる社会に変化しています。

おそらく、**攻めの仮眠という文化も育休と同じ道をたどり、徐々に社会に浸透していくのではないか**と私は考えています。

次の章では、あなたの眠りの質をより高めるための知識を紹介していきます。

第5章
睡眠の常識・非常識

さて、ここからはみなさんにより良い眠りをとっていただくための睡眠の常識・非常識についてお話ししていきたいと思います。巷で囁かれている睡眠のあの噂が本当なのかどうかについても明らかにしていきます。

① 22時から深夜2時は必ずしも睡眠のゴールデンタイムではない

22時から深夜2時に睡眠をとると、「肌がきれいになる」「成長できる」「病気にならない」などという話をよく聞きます。

しかし、これは明らかに偏った固定概念であり、22時から2時まで寝たからといってそのようなメリットが生まれるわけではありません。

おそらく、成長ホルモンについていっていることなのでしょうが、**何時に寝たとしても、質の良い睡眠がとれていれば、寝始めてから3～4時間の間に成長ホルモンは分泌されます。**

なぜ、このようなステレオタイプの説が日本に流布されているのでしょうか。

私の推測では、昔の日本人の平均就寝時間は22～0時が多かったことに起因しているのではないかと思っています。22～0時に寝た場合、ホルモンが分泌されるのはそこから3～4時間後。ちょうど22～深夜2時ごろにあたるわけです。なんとも単純なロジックですが、この噂に惑わされてはいけません。

睡眠のゴールデンタイムは、起床・就寝時刻を基準に置いて考えるべきであり、何時に寝たとしても正常な睡眠であれば成長ホルモンなどは分泌されます。極端な話、深夜3時に寝て、午前10時に起きたとしても、ホルモンはちゃんと出てきますので心配はいりません。

② 「90分サイクル」は人による

先のゴールデンタイムの話に次いで、よくいわれているのは「90分の倍数で眠りをとるとよく眠れる」という話でしょう。確かに、ノンレム睡眠とレム睡眠が交互に訪れる平均値は90分前後で合っていますが、これはあくまで平均値です。実際のところは、**70分サイクルの人もいれば、110分サイクルの人もいます**。ですので、90分サイクルを意識することは絶対ではありません。

この90分サイクルを信じすぎるがゆえに、間違った行動をとってしまう人もいます。たとえば、ある人が深夜3時に起きなくてはならない状況にあったとしましょう。時計を見ると、時刻は22時です。このとき、90分サイクルを絶対としている人は、本当は22時から寝れば5時間の睡眠時間が確保できるのに、0時から寝て90分サイクルで起きられるようにしようと考えてしまう……。

これは大変良くない方法です。睡眠にとって「時間」というのは重要な要素です。とれるのであれば「量」をとったほうが良く、決して寝る時間のサイクルに拘束されてはいけません。

「2時間眠れるのだったら、1時間半(90分)のほうがいいかな」ではなく、**眠れる時間が確保できたら即、寝る**。どうしようもない状況だからこそ、早く寝るということが何よりの英断となります。これはハイパフォーマーなビジネスパーソンも日々実践しているということです。

逆に、1時間しか寝られない状況であれば、本睡眠をとらず、仮眠をとったほうが良いでしょう。仮に3時間眠れる時間が確保できそうだとなったときは、本睡眠をとったほうが良いのです。ケースバイケースではありますが、もっとも優先すべきなのは、質の良い睡眠をいかに実現できるかという点だということを忘れないでください。

ちなみに、自分がどういうサイクルで寝ているかというのは、睡眠計測デバイスを活用すれば知ることができます。最近では、センシング機能つきのマットレスが登場しています。これは毎日の睡眠を知るためのツールで、測った睡眠のデータがスマートフォンのアプリに転送されるようになっているものです。このような最新のテクノロジーを使えば、日々のデータから自分の睡眠の正確で適切なサイクルを知ることができ、より快適な睡眠へと近づくことができるでしょう。

③ 強く念じれば、その時間に起きられる

「明日何時に起きる」と強く唱えてから眠ると、本当にこの時間に起きやすくなる

――じつはこれ、論文で証明されています。

92ページでも説明したとおり私たちの身体では、覚醒に向かってコルチゾールというホルモンが分泌されます。**このコルチゾールは、起きる2時間前から分泌され、血糖値や血圧の上昇を促し、起きやすい状態をつくる働きをするわけですが、別名「ストレスホルモン」とも呼ばれ、人がストレスを感じる状況下で分泌されるという特徴もあります**。たとえば地震や警報アラームなどで飛び起きた経験があると思いますが、この時、私たちの身体ではコルチゾールが一気に分泌されているのです。

この身体の仕組みをうまく利用して起床することを**「自己覚醒」**といいます。**「何時に起きる」と念じることで、コルチゾールの分泌を促し、起きやすくする**のです。「自己覚醒」についての論文には、「通常の睡眠」「自己覚醒」「サプライズ」という3つのパ

図16　自己覚醒に関する実験

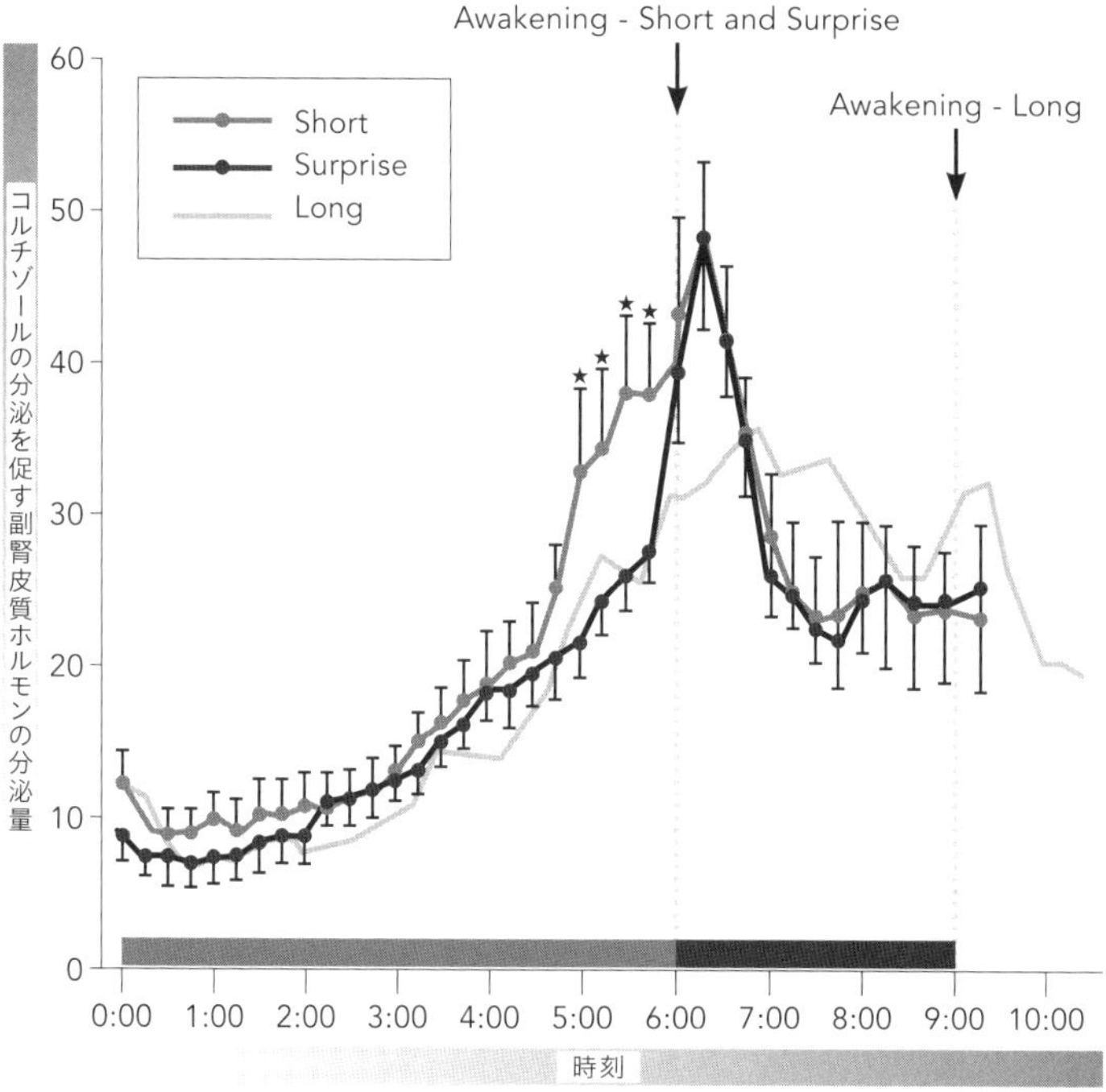

Long：通常の睡眠。被験者に「9時に起こす」と伝え、9時に起こした。

Short：自己覚醒をした場合。通常の起床時間より早い6時に起こすと伝え、そのとおり6時に起こした。

Surprise：9時に起こすと伝え、6時に起こした。

出典：Born J, Hansen K, Marshall L, Mölle M, Fehm HL.：Timing the end of nocturnal sleep.

ターンが、どうコルチゾールの分泌に影響を与えるかを示しています（図16）。

人によっては「起きる時刻の数だけ枕を叩く」「起きるぞ！　という宣言を起床時刻の数だけ口に出す」などさまざまな方法を実践しているようです。たとえば、朝5時には絶対に起きなければならない場合、「5」時なので枕を5回叩く、「起きるぞ！」と5回いうといった方法です。

嘘のようですが、本当の話。まだ未体験の人は、騙されたと思ってやってみてください。

4 スヌーズ機能は倦怠感の始まり

現行のスマートフォンには必ずといっていいほど装備されているスヌーズ機能。アラーム音を止めても、数分間隔で再びアラームを鳴らし続けることができ、目覚ましを止めたあとの二度寝を防止するために使っている人も多いでしょう。

しかし、これにはデメリットしかありません。**スヌーズ機能は起床時のだるさや倦**

怠感につながります。スヌーズ機能を使っている人は今すぐ使用をやめましょう。

これにはコルチゾールの分泌が関係しています。

先ほど説明したとおり、コルチゾールは別名ストレスホルモンとも呼ばれており、不機嫌になる・イライラするなどという副作用を持ち合わせています。

スヌーズ機能によって、起きるタイミングがどんどん後ろにずれ込んでいくと、それに伴ってコルチゾールの分泌のタイミングもずれ、倦怠感を伴う目覚めになってしまいます。結果的に二度寝したくなったり、いっそう目標の起床時間に起きづらくなったりしてしまうのです。

そもそも、きちんと睡眠と覚醒のリズムを持っていれば、スヌーズ機能など使わなくても起きられるようになります。ただ身体に倦怠感を残すだけの無駄なものは使わない。それよりも、光や深部体温のコントロールですっきりと起きられるリズムを整えましょう。

5 ホットミルクで重要なのは「ホット」だけ

睡眠の都市伝説にはさまざまなものがあります。睡眠と食べ物の都市伝説として、もっともよく耳にするのは、「寝る前にホットミルクを飲むとよく眠れる」というものではないでしょうか。

結論からいうと、牛乳でなくても大丈夫です。

第3章でも説明したとおり、**寝る1時間前に温かい飲み物を飲むと、深部体温を上げることができます**。しかし、牛乳かどうかという点については実際はあまり関係がありません。

もちろん、カフェインが入っているコーヒーや紅茶などは脳を覚醒させてしまうためNGですが、「ホット」であれば、白湯だってスープだってなんだってOKです。牛乳だけに頑なにこだわる必要はないのです。

ただし、**塩分と糖分は控えめにするように意識しましょう**。たとえば、塩味たっぷりのスープや蜂蜜を大量に入れるなどした甘い飲みものは、脳や内臓の動きを活発化させてしまい、良い眠りからは遠ざかってしまいます。

⑥ 暗記は寝る前にすると効果抜群

寝る前に暗記をすると覚えが良くなるといいますが、これは本当です。

人間は睡眠中、脳の海馬という部分に記憶を定着させたり、記憶を結合する働きが行われているといわれています。このメカニズムから、**学生でいえば暗記科目、社会人でいえば資格の勉強などは寝る直前にするとより効果的**です。かつ、**起きてからもう一度復習をすると、より記憶に定着しやすくなります**。

いい方を変えれば、**寝る直前に深い考えごとはしない**でください。

寝る直前に複雑な考えごとをしてしまうと、脳が活発化してしまい、寝つきにくく

なります。さらに、ネガティブなことを考えると、マイナス思考に陥り、不安や緊張が増してしまいます。頭をフル回転させる必要がある仕事や考えごとは、日中のパフォーマンスを発揮しやすい時間帯にするのがベターです。入眠前は、リラックスすることを心がけてください。

7 お酒は入眠を促すが、質を悪くする

ビジネスパーソンといえば、つき合いの飲み会や外せない会食があります。これらは仕事とは切っても切れないものだと思います。

私も若い時はあまり睡眠のリズムを気にしていなかったため、朝までカラオケに行ったり、夜中まで飲みとおしたりしていましたが、今ではほぼしなくなりました。会食に行ったとしても深夜1時には帰宅してすぐ入眠します。

しかし、仕事でどうしても深夜や明け方の帰宅になってしまうこともあるでしょう。そんな時私は、**夜の飲み会の予定が見込めた段階で仮眠をとって臨みます**。たとえば

23時まで飲み会があることが想定されたときは日中に仮眠をとり、睡眠圧を一旦リセットします。

また、お酒と睡眠の関係性についてもお話しします。

結論からいえば、**お酒は脳の活動を抑え、入眠を良くする効果があるのは事実です。**

しかし、睡眠の質は悪くなります。

これは、自分と相性の良いお酒の種類にもよります。たとえば、私は日本酒と相性が悪く、飲むと睡眠が浅くなり、かなり質が悪化します。一方、ウイスキーや赤ワインなどは、適量であれば悪酔いせずに良く眠れる上、次の日も残らない。

これは個人差によるものなので、お酒の席のつき合いが常日頃に生じるビジネスパーソンのみなさんは、自分の身体に合うお酒・合わないお酒は知っておく必要があるかと思います。

私が絶対に日本酒を飲まないかといわれれば、そうではありません。

どうしても飲まなければならない時であれば、お猪口で2杯だけなど、良い眠りをとるために自分に制限をかけています。

また、アルコールの分解は、摂取量と摂取速度で決まります。量を飲みすぎないことは当然ですが、ペースを抑えて飲むことで、アルコールの分解はされやすくなります。これも注意すると効果的です。

⑧ 寝つきやすいつまみ・眠りを阻害するつまみ

とはいえ、じつはお酒よりも、お酒と一緒に食べる食べ物のほうが問題だったりします。

説明したとおり、**塩分や糖分を多く含む食べ物を摂取すると、脳を覚醒させる**ことになります。夜、脳が興奮状態にあるとどうしても寝つきが悪くなります。

日本酒を例に出すと、漬物や塩辛などしょっぱいものと一緒に嗜むことが多くなります。私は、こういった塩分過多なつまみは、眠りの観点から意識的に摂らないようにしています。

では、どういった食べ物が良いのでしょうか。

先日、フランス料理の松嶋啓介シェフと「週末に良い眠りをとるための花金の食事」というイベントを行ったのですが、そのときに出てきた料理が良い例になりそうです。

そのイベントでは、ビネガー入りのフードや塩を一切使わないパスタ、ラタトゥイユなどが出されました。塩味を使わない分、旨味成分であるグルタミンを使って味つけがされていましたが、とてもおいしくいただけました。ここまで徹底するのは難しいかもしれませんが、過度な塩分や糖分を避けたつまみをチョイスするのが賢明でしょう。

余談ですが、フルコースの会食だった場合、最後に出てくるコーヒーや紅茶は飲んではいけません。私は睡眠の質を守るため、断固として飲みません。「カモミールティーをください」と堂々とオーダーします。

⑨ 飲みの締めはせめてものそば

飲み会のあとは締めを食べたくなりますね。イタリアなど西欧では締めに甘い菓子パンを食べるようですが、日本でいう代表的な締めはなんといってもラーメンでしょう。

お祭しのとおり、ラーメンこそ、睡眠の質を阻害しやすい食べ物です。塩分が多く油もたっぷりですし、麺は炭水化物なので血糖値を上げてしまいます。

昔は、私もラーメンが大好きでよく食べていたのですが、質の良い本睡眠のことを考えると、今はもう食べようとは思いません。

とはいえ、飲み会のあとの締めはほしい……。**そんなときは締めにそばをおすすめします**。そばは比較的消化器に負担をかけない食べ物であり、汁をすべて飲み干さなくても満腹感もあります。

もちろん、夜中、寝る直前に食べること自体、睡眠の観点から見ればあまり良くないことですが、せめて食べるのであれば、そば類を選ぶのが賢明だと私は考えています。

10 長期休暇は、戦略的にダラダラせよ！

ゴールデンウィークやお盆休み、年末年始など長期休暇はどうしても生活リズムが崩れがちです。出社という制約がないのですから、当然、何時に必ず起きなければならないというプレッシャーもない。長期連休中、起きる時間がずれてしまうというのはシンプルに発生しやすい事案です。

しかし、そのリズムのずれを抱えたままの状態で連休明けの出勤日を迎えるのはおすすめできません。おそらく、**ブルーマンデー症候群**と同じような不調となり、倦怠感ややる気の落ち込みなど悪い症状が見込めます。

だからといって、連休中、平日と同じ時間に起きて規則正しい生活をするというとゆとりがありませんよね。いつも忙しく働かれているみなさんですから「連休くらいゆっくり休みたい」という気持ちは非常によくわかります。

こういった連休問題をまるっと解決するテクニックを3つ紹介しましょう。

長期休暇中の睡眠テクニック①

カーテンを開けて寝る

目を瞑っていても、私たちの目は外の光を感受することができます。休みの日、たとえまだ寝ていたとしても、自然と光を感受することで平日の起床時間と同じ時間帯に体内時計をリセットすることができます。

長期休暇中の睡眠テクニック②

戦略的に二度寝する

もしくは、**どうしても寝たいのであれば、戦略的に二度寝しましょう**。これが第2のテクニックです。

たとえば、**平日6時に起きているのであれば、連休中でもそれと同じ時間か、少なくとも2時間以内に一度起きてそこからもう一度眠る**ようにしましょう。起きて一度光を浴びれば、体内のリズムが自然とでき上がります。部屋を明るい状態にしておけば、身体が夜だと錯覚することもありません。

極端にいえば、6時に起きて、8時に寝て、10時に起き、また13〜15時まで昼寝したとしても、23時の入眠時間まで起きていれば、睡眠圧上の大きな問題はありません。

長期休暇中の睡眠テクニック③

連休明け2日前に平日のリズムに戻す

さて、最後のテクニックがもっとも重要です。

連休明けの**仕事が始まる2日前になったら、ずれ込んだリズムを元に戻す**ことを強く意識してください。少しずつ平日のリズムを身体に取り戻すためには、**平日の起床のタイミングにいつも以上に日光を浴びることが重要**です。

特に午前中に浴びる光は、睡眠と覚醒の適正なリズムをつくるだけでなく、体内時計を前倒ししてくれるので、平日のリズムに近づけることができます。もちろん、ダラけないのが理想的ですが、このテクニックを駆使してダラけるのであれば、問題ありません。

もちろん私は、連休であってもリズムを崩すようなことは極力避けています。リズムに身体が慣れてくると、起きる時間が極端に後ろにずれていくことのほうがつらくなってくるのです。リラックスのために戦略的な昼寝を仮眠として取り入れることはありますが、ほぼ起床時間は一定です。

11 おじいちゃんが早起きなのには理由があった!

おじいちゃんやおばあちゃんは早起きである――なんとなくこんなイメージを持っている人は多いのではないでしょうか。

厚生労働省のある調査によると、その傾向が強いことが窺えます。

図17を見る限り、年齢とともに睡眠時間がだんだん短くなっていくことがわかりま

す。

さらに注目したいのは、睡眠の質です。**歳をとると、レム睡眠も深い睡眠も減っていく**ことがわかっています。つまり、歳をとるほど眠りは浅くなっていくのです。

なぜこのような傾向が現れるのかについてはまだ科学的には解明されていません。寝るにも体力は必要なので体力や代謝が減っていくことが原因なのではないか、年齢を重ねてきた経験則によって若い時と比べて脳の情報処理がスムーズになり、長く眠る必要がなくなったのではないかなどさまざまな

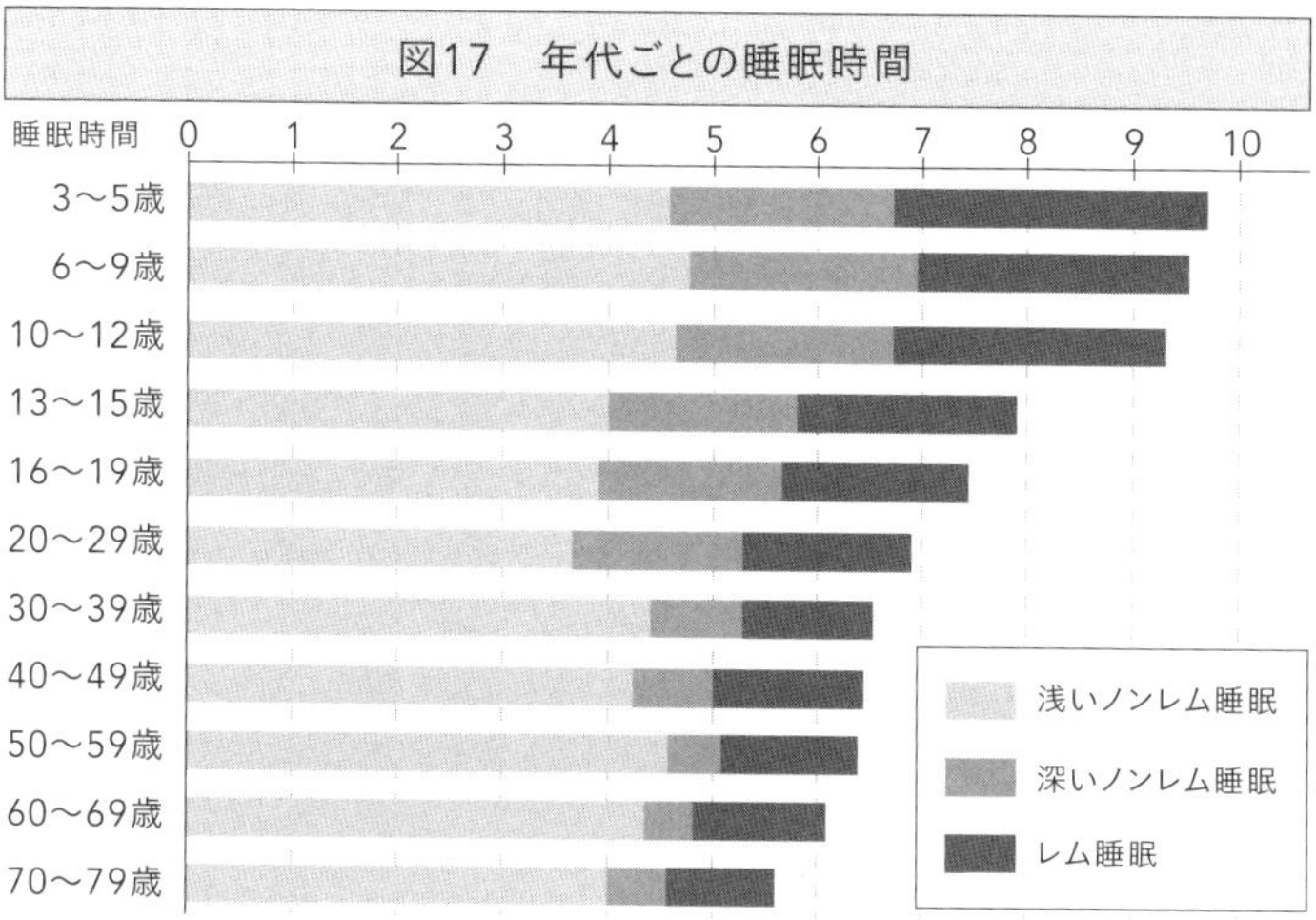

出典：厚生労働省e-ヘルスネット

推測がされています。

確かに、若い頃は見るものすべてが新しいため、その分、脳の情報処理時間を確保するために睡眠時間が増えていくのかもしれません。私も若い頃は、「起きたら夕方だった……」という休日を幾度となく経験しましたが、30代の今、夕方まで寝てくれといわれてもそう簡単には眠れません。

私の個人的な見解ですが、何歳になろうと、その人が日中、どんなことに挑戦しているのかによって睡眠時間は変わってくるのではないかと思っています。

たとえば、60歳でトライアスロンをやっている方は深く眠るだろうし、老後、第2の人生として緩やかに過ごそうという気持ちを持っている人たちは、比較的睡眠時間が減っていくのではないかと考えています。高齢者になっても、身体や頭を使う新しいことに挑戦しているアクティブな方は、自然と眠る時間が長くなっていくのではないでしょうか。

逆にいえば、何も考えていないと寝る必要はなくなるともいえるでしょう。

私自身、何もやらずに過ごした土日は睡眠が浅くなったと感じます。一方で、身体を動かしたり、頭を使ったりしたあとのほうが深い眠りが訪れるという感覚があります。

どれだけ脳を使ったか、どういう1日を過ごしたかによって眠りは変わる。そう思うと、やはり忙しく働くビジネスパーソンのみなさんには、深く質の良い眠りが必須だといえそうですね。

第6章

睡眠から考える理想の働き方

〈共育と自律〉で睡眠をデザインしていく

私がニューロスペースを起業してから6年がすぎました。当初から睡眠に困っている人、睡眠問題を解決できていない企業などは非常に多く、これらの社会的な問題を解決するためにさまざまなことに取り組んできました。

徐々にですが、仮眠室の設置など企業が従業員の睡眠に対してお金を払うという文化もでき始め、さらには、より良い眠りをとるためのプロダクトやサービスなども進化してきています。社会全体が睡眠を重要視するようにシフトしつつあるのです。

そんななか、これからの睡眠を考える上で私が大切にしているキーワードがあります。

〈共育と自律〉です。

いわゆる教えて育てる「教育」ではなく、一人で立って物事を行う「自立」でもありません。**「共育」は、お互いの睡眠を尊重し合い、一人ではなく家族や会社の仲間などと共に、個ではなく組織として取り組むこと**。そして、**「自律」は、自分の睡眠パーソナリティを理解し、セルフケアできること**です。

私が起業した２０１３年当時は、「個人の問題」としてしか睡眠問題の解決手段は存在しませんでした。たとえば、良い寝具を買ったり、病院に行って睡眠薬をもらったり……。このようなことでしか睡眠問題の根本的解決は成り立たなかったのです。

しかし、これだけでは本質的な問題解決にはなりません。個々やお金での解決ではなく、〈共育と自律〉といった考え方の元に社会が動くことにより、本当の意味で社会における睡眠の立ち位置、そして文化は変わっていくのです。

本質的な睡眠課題の解決に目を向ける

重要なのは、**いかに自分の睡眠パーソナリティを知り、一人ひとりの睡眠を理解して尊重するような世界をつくっていくか**。これは、ただ解決策を押しつけるという単純な話ではありません。

たとえば、受験生の子どもがいる家庭では、親が子どもの睡眠パーソナリティを把握し、子どもらしい眠りを尊重していく。部活や勉強のせいで睡眠時間が圧迫されていないか。受験本番にもっとも力を発揮できる状態を睡眠でどうつくっていくのかなど、さまざまな尊重の方法が考えられます。

会社であれば、上司や経営者が部下一人ひとりの睡眠を尊重し、快適な睡眠をとるための施策を考え、実行する。「会社が個人のプライベートに介入しない」ということも重要ですが、〈共育と自律〉の考え方においては、お互いの睡眠を知り、より良いものにしていく姿勢が必要になります。

つまり、**睡眠パーソナリティを知った上で一歩踏み込み、「こうしたほうが良い眠りがとれるのではないか」という仮説を立て、試し、快適な睡眠を共につくっていく**のです。「こういう睡眠を実践してみよう」など社会全体で尊重し合っていく――そんな社会が理想なのではないかと私は考えています。

「午前中は頭が冴える」のは人による

具体的には、組織としてどのように考えればいいのでしょうか。その1つの答えが昨今よくいわれる**「フレックス制」「リモートワーク制」**といった働き方です。

これからの組織は睡眠を充実させ、よりパフォーマンスを発揮できる環境を整えることが重要です。その手段の1つがフレックス制やリモートワーク制などの勤務体系を取り入れることです。企業と睡眠という視点から見れば、**働き方を変えることは、**

睡眠問題の解決への糸口になります。

突然ですが、「午前中に頭を使う仕事をしたほうが良い」「午前中のほうが頭は冴えている」などと聞いたことはありませんか？　ビジネスパーソンの間でよく聞く話なのですが、これは人によって異なります。全員が全員、午前中に仕事が捗るというわけではありません。

じつは、**遺伝子レベルでその人が夜型なのか、朝型なのかが決まる**という研究結果があります（これをクロノタイプといいます。１７５ページからまた詳しく説明します）。体温のリズムや摂食パターンは朝型と夜型で異なることもわかっており、朝型・夜型によって効率良く仕事ができる時間帯は変わってきます。

また、これまでは早寝早起きが良いという文化が一般的でしたが、近年、**睡眠の適正時間も人によって違うこと**が明らかになりつつあります。

ですから、夜型の人がいきなり早起きをして朝型で仕事をするということは、大きな負担になります。最初は気合でなんとかなるかもしれませんが、後々身体にガタがきてしまう可能性が高いでしょう。

このことからも、私はそれぞれの眠りを尊重できるような働き方を推進していくべきだと思っています。これからの資本主義社会を生き抜くためには個々の眠りを尊重することは必須です。**人それぞれパフォーマンスを出しやすい時間帯は違うことを理解した上での働き方を、勤務体系へ落とし込むことが必要**です。

フレックス制・リモートワーク制のメリット

従業員それぞれが毎日の始業・就業時間を決定する働き方をフレックスタイム制といい、従業員が会社に出社せず、自由な時間・場所で働く働き方のことをリモートワーク制といいます。

人によってパフォーマンスを発揮できる時間帯が違うことを尊重するのであれば、

このような勤務体系を採用することが、会社の生産性を上げることにつながります。

たとえば、フレックス制を採用して、「9時出社」という定時出社をやめる。これだけで夜型の人の仕事のパフォーマンスは上がる可能性があります。夜型の人は朝の睡眠時間を確保したほうが効率良く働けるのです。

リモートワーク制であれば、自宅で仕事ができる分、通勤時間を短縮でき、かつ睡眠時間を増やすことにつながるでしょう。クリエイティブな仕事をする際は、むしろ社外のほうが良いアイデアが浮かぶ場合だってあります。

このようにそれぞれの睡眠リズムを尊重し、より効率的な働き方ができるのが、フレックスタイム制やリモートワーク制のメリットです。

クロノタイプ診断で自分のタイプを知る

フレックスタイム制やリモートワーク制を導入するにあたって、まずは従業員の適正な睡眠時間やクロノタイプを把握する必要があります。**クロノタイプとは、いわゆる朝型・夜型と呼ばれるもので、その人がよりパフォーマンスを出しやすい時間帯を示す指針**になります。

試しに次ページのクロノタイプ診断をやってみましょう。全部で19の質問に答え、その合計点によってあなたが朝型なのか、夜型なのか、もしくは朝夜両方とも稼働しやすい中間型なのかが明らかになります。

この数週間について、それぞれの質問であなたがどのように感じるかをもっともよく表す答えの番号（点数）を選んでください。最後に、すべての点数の合計点でクロノタイプを判定します。		
5点 午前5時～午前6時29分 / 4点 午前6時30分～午前7時44分 / 3点 午前7時45分～午前9時44分 / 2点 午前9時45分～午前10時59分 / 1点 午前11時～午前11時59分		点
5点 午後8時～午後8時59分 / 4点 午後9時～午後10時14分 / 3点 午後10時15分～午前0時29分 / 2点 午前0時30分～午前1時44分 / 1点 午前1時45分～午前2時59分		点
4点 まったく頼らない / 3点 あまり頼らない / 2点 割に頼る / 1点 たいへん頼る		点
4点 たいへん容易である / 3点 割に容易である / 2点 あまり容易でない / 1点 まったく容易でない		点
4点 たいへん目覚めている / 3点 割に目覚めている / 2点 あまり目覚めていない / 1点 まったく目覚めていない		点
4点 たいへん食欲がある / 3点 割に食欲がある / 2点 あまり食欲がない / 1点 まったく食欲がない		点
4点 たいへん爽快である / 3点 どちらかといえば爽快である / 2点 どちらかといえばけだるい / 1点 たいへんけだるい		点
4点 遅くすることはほとんどない / 3点 遅くしても1時間以内 / 2点 1～2時間遅くする / 1点 2時間以上遅くする		点
4点 完全に実行できると思う / 3点 割に実行できると思う / 2点 実行するのは難しいと思う / 1点 実行するのはたいへん難しいと思う		点
5点 午後8時～午後8時59分 / 4点 午後9時～午後10時14分 / 3点 午後10時15分～午前0時44分 / 2点 午前0時45分～午前1時59分 / 1点 午前2時～午前3時		点

出典：石原金由, 宮下彰夫, 犬上牧, 福田一彦, 山崎勝男, 宮田洋. (1986). 日本語版朝型-夜型（Morningness-Eveningness）質問紙による調査結果／穂積桜『朝型 夜型 クロノタイプ別　睡眠レッスン』 セブン&アイ出版

クロノタイプ判定シート（診断1～10）

診断 1	あなたの体調が最高になると思われる生活リズムだけを考えてください。その上で1日のスケジュールを思いどおりに組むことができるとしたら、あなたは何時に起きますか？
診断 2	あなたの体調が最高になると思われる生活リズムだけを考えてください。その上で、夜の過ごし方を思いどおりに計画できるとしたら、あなたは何時に寝ますか？
診断 3	朝、ある特定の時刻に起きなければならない時、目覚まし時計にどの程度頼りますか？
診断 4	普段、朝、目が覚めてから容易に起きることができますか？
診断 5	普段、起床後30分間の目覚め具合はどの程度ですか？
診断 6	普段、起床後30分間の食欲はどの程度ですか？
診断 7	普段、起床後30分間のけだるさはどの程度ですか？
診断 8	次の日に何も予定がないとすれば、寝る時刻をいつもに比べてどうしますか？
診断 9	何か運動をしようと思い立ちました。友人が「週2回1時間ずつ、時間は午前7時から午前8時までが一番良い」と助言してくれました。あなたの体調が最高になると思われる生活リズムだけを考えると、それをどの程度実行できると思いますか？
診断 10	夜、何時になると疲れを感じ、眠くなりますか？

この数週間について、それぞれの質問であなたがどのように感じるかをもっともよく表す答えの番号（点数）を選んでください。最後に、すべての点数の合計点でクロノタイプを判定します。

6点　午前8時～午前110時　　4点　午前11時～午後1時
2点　午後3時～午後5時　　0点　午後7時～午後9時

点

5点　たいへん疲れていると思う　　3点　割に疲れていると思う
2点　あまり疲れていないと思う　　0点　まったく疲れていないと思う

点

4点　いつもの時刻に目覚め、それ以上眠らないだろう
3点　いつもの時刻に目覚めるが、そのあとうとうとするだろう
2点　いつもの時刻に目覚めるが、また眠るだろう
1点　いつもの時刻が過ぎても目覚めないだろう

点

4点　仕事前にできる限り眠るだろう
3点　仕事前に十分眠り、仕事後に仮眠をとるだろう
2点　仕事前に仮眠を取り、仕事終了後に眠るだろう
1点　仕事が終わるまでは寝ないだろう

点

4点　午前8時～午前10時　　3点　午前11時～午後1時
2点　午後3時～午後5時　　1点　午後7時～午後9時

点

4点　実行するのは大変難しいと思う　　3点　実行するのは難しいと思う
2点　割と実行できると思う　　1点　完全に実行できると思う

点

5点　午前4時～午前7時59分の間から始まる5時間
4点　午前8時～午前8時59分の間から始まる5時間
3点　午前9時～午後1時59分の間から始まる5時間
2点　午後2時～午後4時59分の間から始まる5時間
1点　午後5時～午前3時59分の間から始まる5時間

点

5点　午前5時～午前7時59分　　4点　午前8時～午前9時59分
3点　午前10時～午後4時59分　　2点　午後5時～午後9時59分
1点　午後10時～午前4時59分

点

6点　明らかに朝型　　4点　夜型というよりむしろ朝型
2点　朝型というよりむしろ夜型　　0点　明らかに夜型

点

42-58	59-69	70-86
中間型	適度の朝型	明らかな朝型

合計　　点

出典：石原金由, 宮下彰夫, 犬上牧, 福田一彦, 山崎勝男, 宮田洋.（1986）. 日本語版朝型-夜型（Morningness-Eveningness）質問紙による調査結果／穂積桜『朝型 夜型 クロノタイプ別　睡眠レッスン』　セブン&アイ出版

クロノタイプ判定シート(診断11〜19)

診断 11	精神的にたいへん疲れている上、2時間もかかるとわかっているテストを受けて、最高の成績をあげたとします。1日のスケジュールを思いどおりに組むことができ、あなたの体調が最高になると思われる生活リズムだけを考えると、次のうちのどの時間帯にテストを受けますか?
診断 12	午後11時に寝るとすると、そのとき、どの程度疲れていると思いますか?
診断 13	ある理由で寝るのがいつもより何時間か遅くなり、翌朝、特定の時刻に起きる必要がない場合、あなたは次のどれにもっともよく当てはまりますか?
診断 14	仕事のために午前4時から午前6時まで起きていなければなりませんが、次の日は何も予定がないとします。あなたは次のどれにもっともよくあてはまりますか?
診断 15	2時間のきつい肉体労働をしなければなりません。1日のスケジュールを思いどおりに組むことができ、あなたの体調が最高になると思われる生活リズムだけを考えると、次のうちどの時間帯を選びますか?
診断 16	きつい運動をしようと思い立ちました。友人が「それならば、週2回1時間ずつで、時間は午後10時から午後11時までが一番良い」と助言してくれました。あなたの体調が最高になると思われる生活リズムだけを考えると、それをどの程度実行できると思いますか?
診断 17	労働時間帯を、あなた自身で選ぶことができるとします。面白い上、出来栄えに応じて報酬がある仕事を5時間連続して(休憩を含む)行う時、どの時間帯を選びますか?
診断 18	1日のどの時間帯に体調が最高であると思いますか?
診断 19	「朝型か夜型か」と尋ねられたら、あなたは次のうちどれにあてはまりますか?

合計点をもとに、
あなたのクロノタイプを知ろう

合計点	16-30	31-41
タイプ	明らかな夜型	適度の夜型

さて結果は、

【適度の朝型、明らかな朝型】

体内時計が24時間ピッタリか、それよりも短いため、早寝早起きをして体内時計を調整していくのが得意な傾向があります。

【中間型】

体内時計の周期が24時間ちょうどかそれよりも少し長い、平均的な活動パターンを持っています。

【適度の夜型、明らかな夜型】

体内時計の周期が24時間より長いです。そのため少し夜更かしをして、体内時計を調整していくのが得意な傾向があります。

いかがでしたでしょうか。ごく簡易的なものですが、自分がどのタイプか知っておくだけでも、仕事を時間で振り分けたりするなどして、効率的にこなしていくことが可能になるはずです。

クロノタイプを生かすと業務効率も幸福度も上がる

2015年に発表された論文によると、**クロノタイプを尊重することによって、工場で働く人の勤務満足度や睡眠の質が向上した**という結果が報告されています。

この実験では、ドイツのある工場の従業員にクロノタイプ診断を実施し、朝型・夜型に振り分けました。そして、朝型タイプの従業員に日中のシフトを、夜型タイプの従業員には遅番のシフトを割り当て、その上で、睡眠の質や幸福度、ストレスについて調査しました。すると、**仕事効率が上がり帰宅時間が早まったため、勤務した日の晩は1時間多く眠れることがわかりました。その上、従業員の幸福度も飛躍的にアッ**

プしたといいます。

現代の資本主義社会に存在する企業であればなおさら、クロノタイプを重視した働き方が必要になるでしょう。**個々の身体の睡眠リズムに働き方を合わせることで、幸福度や生産性もアップする**ことを考えると、取り入れないほうが損かもしれません。

ちなみに、ニューロスペースは睡眠資本主義を提唱している会社なので当然といえば当然ですが、クロノタイプ診断をベースに社員の働きやすい働き方を優先しています。

ざっくりですが、朝型の社員は4割、朝も夜も稼働できる中間型が3割ほど。残りは夜型です。経営者でもある私は、一人ひとりのクロノタイプや適正な睡眠時間を把握しており、よほどのことがなければ、各人の睡眠時間を起点として1日のスケジュールを設計するように呼びかけています。

また、弊社ではコアタイムを11～15時に設けており、出社時間は決まっていません。自宅のほうが集中できるという社員もいるのでリモートワーク制も取り入れ、遠隔でのデスクワークもＯＫとしています。

このように**社員一人ひとりが一番パフォーマンスを出しやすい働き方を経営者側が就業規則まで落とし込み、制度を整えていくこと**もこれからの資本主義社会では必要なことではないかと考えています。

働き方に比例して多様化する眠り方

私が改めていうまでもなく、働き方は多様化しています。日勤や夜勤、シフト勤務、そしてフリーランスなどさまざまな働き方が存在している現代においては、必ずしも**適正な睡眠リズムが１つの型だけに当てはまるとは限りません**。特に夜勤等が発生し、毎日の出勤時間が異なるシフト勤務においての睡眠のコントロールはとても難しいものです。

なかでも不規則な勤務体系の代表格である運送業界は、睡眠不足が事故などの安全リスクに直結します。他の業界に比べ、運送業界は睡眠に対する意識が高いのですが、その一方で「もっと改善していきたいけれど、働き方自体はすぐに変えられない」というのが現状のようです。このような制約があるなかで重要視すべきは、どのように睡眠の質を高めていくかという点に集約されます。

ここからは運送企業への睡眠指導の事例を用いて、シフト勤務の働き方について考えていきたいと思います。

シフト勤務も睡眠テクニックが有効

運送業の眠りの悩みとして多いのは、シフトの切り替え時の調整です。

想像してみてください。日勤の生活をずっとしていたなか「では、来週は深夜0時から出勤して朝まで仕事をしてください」と突然いわれたらどう思いますか？　戸

図18　運送会社で働く人のシフトパターン例

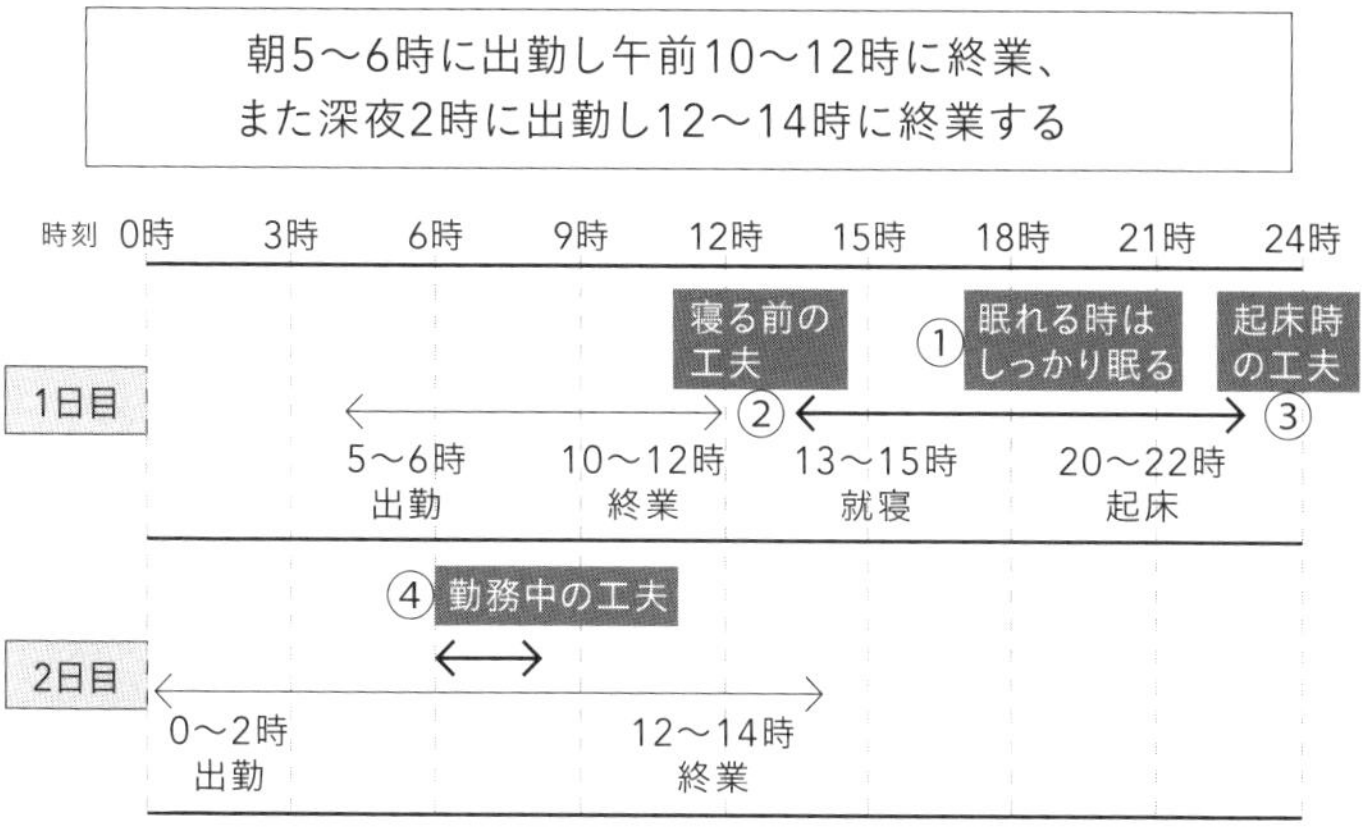

①睡眠時間を確保する②主に体温コントロールを行う③軽い運動などで深部体温を上げる④休憩時に15〜30分の仮眠をとる　など　　出典：ニューロスペース

惑ってしまいますよね。運送業の人々はこれが2週間ごとに変わっていったり、ひどい時は毎日の出勤時間も変わったりというとても不規則な生活をしています。

ある運送会社の従業員へヒアリングを行ったところ、**「眠りたい時に眠れない」「出社時間に起きづらい」「身体をどう切り替えていけばいいのかわからない」**といった具体的な悩みが出てきました。聞けば、しかたがないからお酒を飲んで無理矢理寝たり、眠気を我慢したりなど自己流で何とかしていることが多いようでした。

我々は、これらのヒアリングを踏まえて、運送業特有のシフトパターンに基づき、どのような眠り方をすると質の良い眠りがとれるかという部分をお伝えしていきました。

具体的にいうと、第5章で述べた睡眠のメカニズムを理解してもらった上で、自分のシフトパターンをイメージしながら生活してもらいました。たとえば、早朝に出勤して昼頃に業務が終了し、その後夜中に出勤をするといったシフトの時の適切な眠り方を提案します(図18)。

不規則な働き方をするシフト勤務の現場では、「こういったシフトの時はこう寝る」というパターンのモデル化がポイントになるのです。

私たちが睡眠指導を行った後、ドライバーの人たちのロッカールームに睡眠パターンのモデル表を貼り、みんなで見られるようにしたというれしい報告をもらいました。共有スペースにモデル表を貼ったことで、従業員に眠りのイメージが湧き、睡眠の質が良くなったといいます。

睡眠をパターン化することで課題が解決した！

睡眠のテクニックを知り、パターン化した理想の睡眠モデルを実践してもらったところ、目に見える成果が出ました（図19）。

これは、ある運送会社で行ったアンケートの推移です。睡眠研修を行う１ヶ月前と１ヶ月後を比べ、睡眠課題がどれだけ解決したのかを表しています。

たとえば、**「睡眠不足」の部分。研修前が28％だったのに対し、研修後は13％にまで減少しています。睡眠不足は、ドライバーにとって死活問題ですが、午前中から眠くなることが大きく減ったという声をもらっています。また、中途覚醒などの人に見られる「熟睡困難」の項目でも改善が見られ、しっかり寝たはずなのに身体がだるいという状態が減少。さらに、運送業界特有の「寝たいけれど眠れない」という「入眠困難」の悩みも約５％改善**することに成功しています。

図19　運送会社の睡眠研修導入前と導入後のアンケート

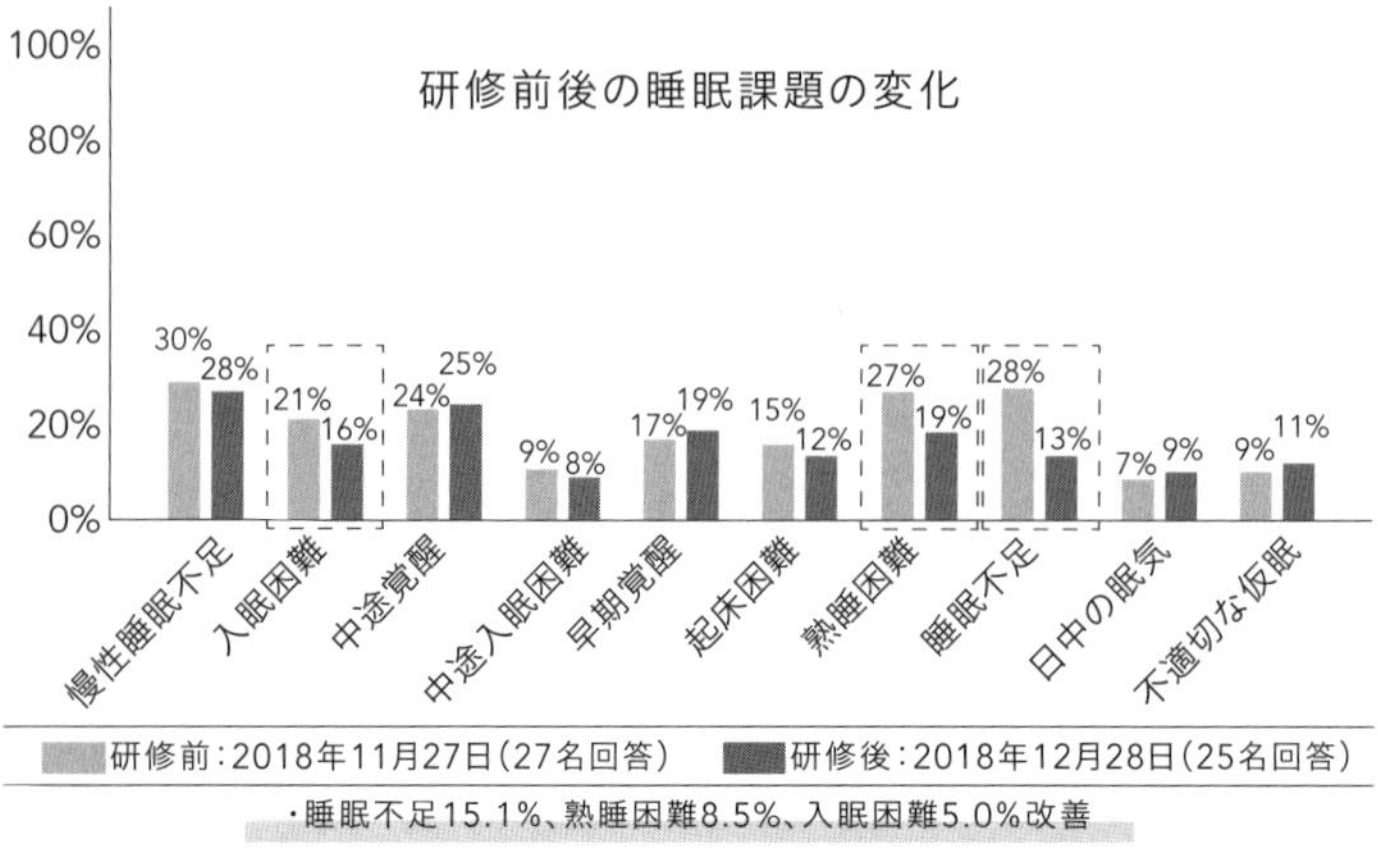

出典：ニューロスペース

研修前は、「睡眠は技術で改善できる」ということに、みなさんが懐疑的でした。しかし、難しいことをしなくても、睡眠の正しい知識を得て、パターンを実践するだけで効果があることを実感できたといいます。シフトパターンによって適切な睡眠テクニックを使いつつ、眠り方をそれぞれ適正なものに変えていく——すべてが向上しているわけではないので、課題はまだまだありますが、このように自らの適正な睡眠モデルを知り、テクニックを使って睡眠をとることで、睡眠課題は解決できるのです。

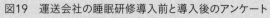

働き方別・理想の睡眠モデル

ここに働き方別の理想の睡眠モデルをつくりました。一般的な日勤の人（図20）、夜勤の人（図21）、シフト勤務の人（図22）の3つです。これらをクロノタイプ診断とともに把握し、あなたの適正な睡眠リズムを見つけていただきたいと思っています。

ただ、ご注意いただきたいのは、このモデルはあくまでも一例だということ。これを軸にみなさんの適切な眠りのモデルを探してみてください。

働き方 1 一般的な日勤の人のモデルスケジュール

第2章のおさらいになりますが、まずは一般的な日勤の人の理想的な1週間から説明します。

まずは、**平日の起床時間を一定にし、休日もできるだけ同じ時間に起きるようにす**

図20　日勤の人の1週間のモデルスケジュール

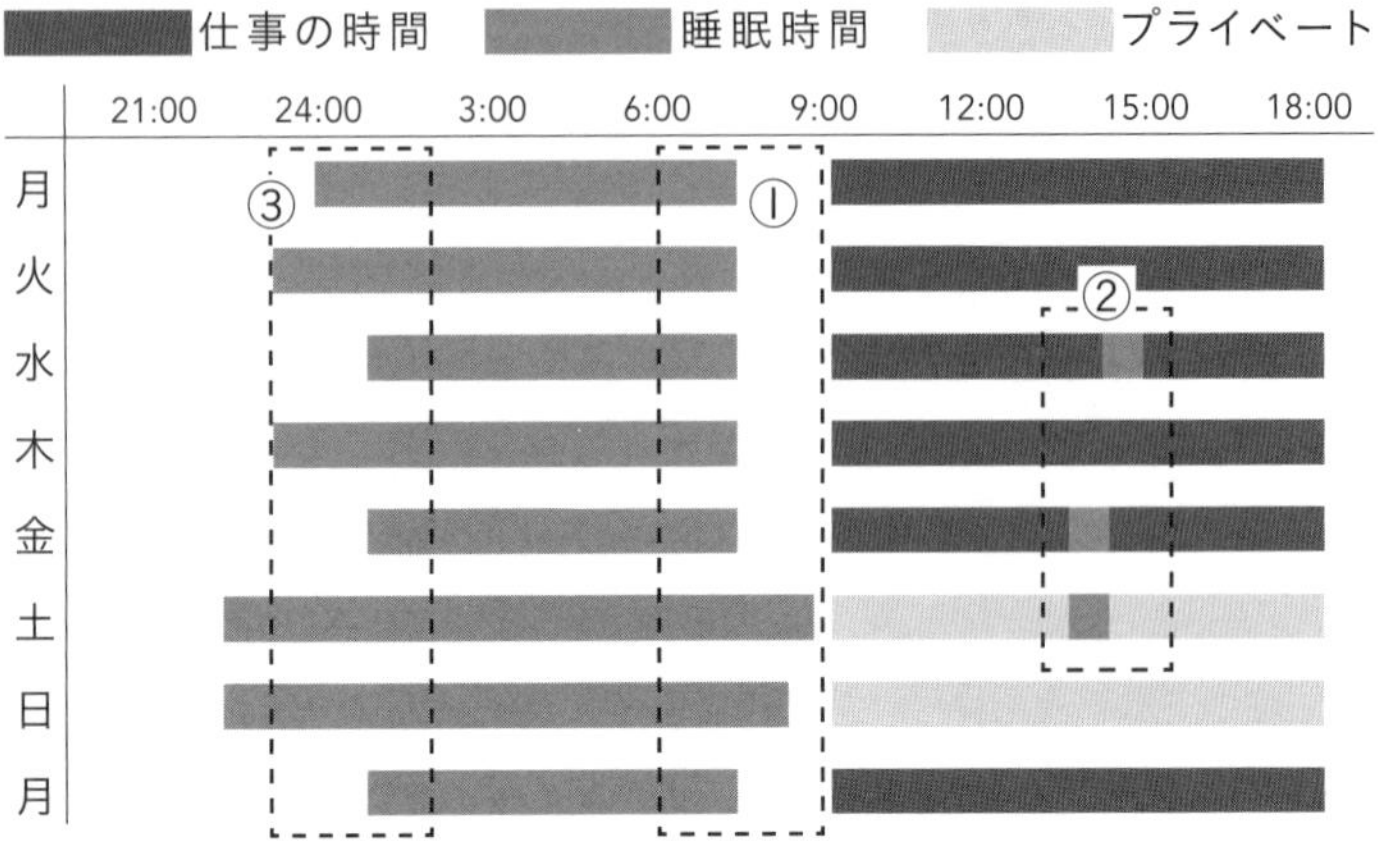

①起床時間と起床後のすごし方　②日中のすごし方　③就寝時間と就寝前のすごし方
出典：ニューロスペース

ると、良いリズムで過ごせます。**起床後は熱めのシャワーを浴びて**目を覚まします（①）。

日中に襲ってくる眠気は、**戦略的に仮眠をとって**対応します（②）。

また、就寝時間もできるだけ一定にするのが理想ですが、できないことも多いので、ここは臨機応変に対応してください。**早く眠れるときは早く寝て、睡眠負債を溜めない**ようにしましょう。

たとえ疲れていたとしても、**帰宅中の電車内や帰宅後にソファで寝たりせず、就寝前の入浴やストレッチなど深部体温のコントロールを行い**、夜の本睡眠の質を上げるようにしてください。また、**就寝前はできる限り強い光を避け、ベッドの上で睡眠と関係のないことをしない**のもポイントです（③）。

働き方 2 夜勤シフト勤務の人のモデルスケジュール

夜勤シフトの場合、終業時には日が昇っています。ここで強い光を浴びてしまうと睡眠覚醒リズムがずれてしまい、睡眠の質にマイナスの影響を与えてしまうので、**目に直接太陽光が入らないように、サングラスをかけて**帰宅しましょう。また、**就寝前に入浴し、脳と身体をリラックス**させます（①）。

就寝中も外は明るいので、**遮光カー**

図21　夜勤の人の1週間のモデルスケジュール

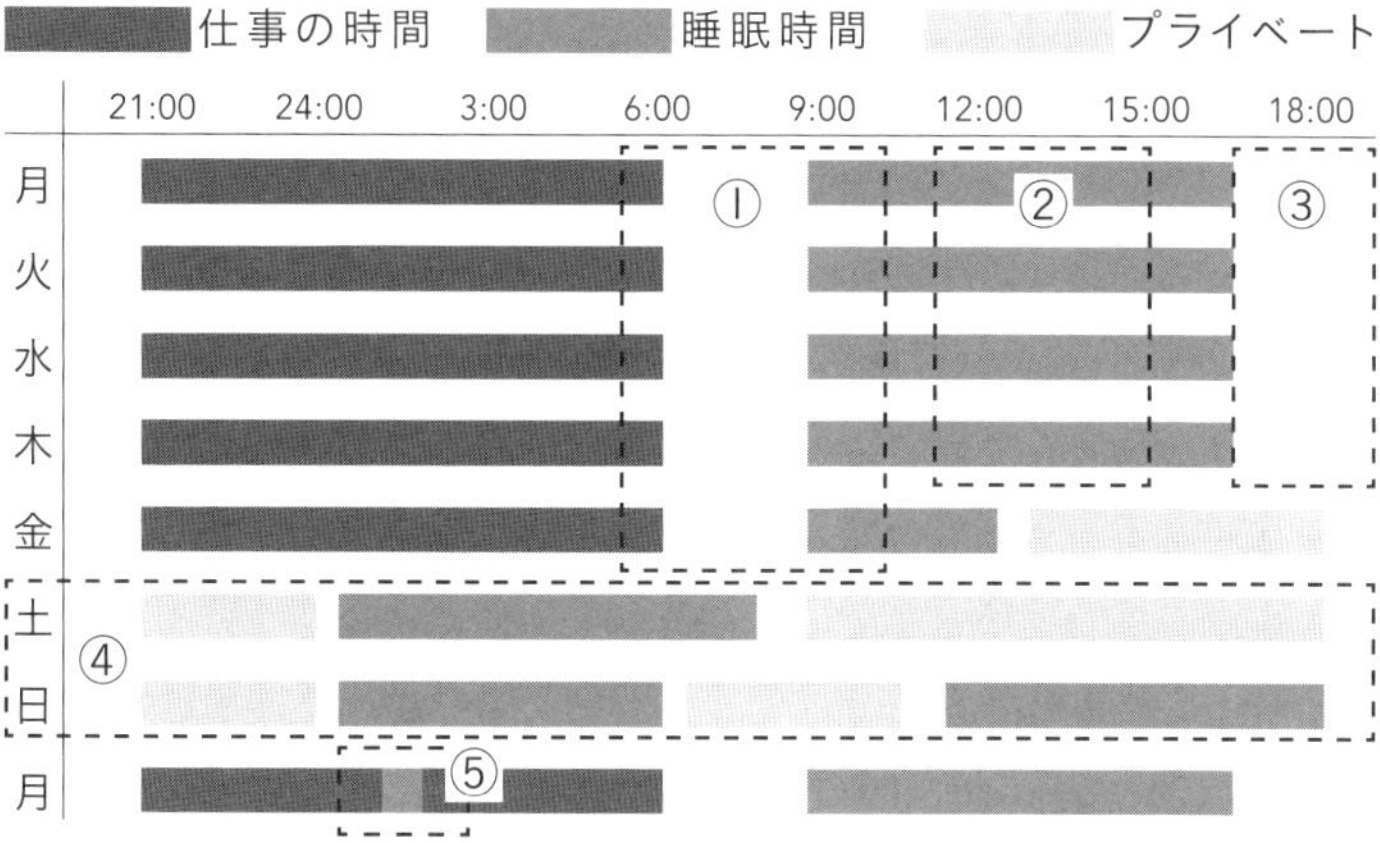

①終業から就寝前までのすごし方　②就寝中のすごし方　③起床から始業までのすごし方　④休日のすごし方　⑤休み明け勤務のポイント　出典：ニューロスペース

テンなどで徹底的に光を遮断します。夏場などはエアコンを使い、25～28度の快適な空間をつくってください（②）。そして、**起床時には人工的なものでも良いので、意識的に白い光を浴びる**ようにしましょう。また、熱めのシャワーで身体にスイッチを入れます（③）。

夜勤シフトで一番難しいのが休日のすごし方です。休日は家族や友人とすごしたい人も多いと思います。その場合、**出勤前日から勤務日の睡眠リズムを意識して調整していく**ことが大切です。この図の場合、**月曜日と日曜日の睡眠時間を近づける**努力をするだけでも、随分と良くなります（④）。

最後が休み明けです。休み明けはまだリズムができておらず、仕事中に眠気に襲われる確率が高いので、積極的に休憩や仮眠をとるなどの工夫をしましょう（⑤）。

働き方 3 シフト勤務の人のモデルスケジュール

もっとも決まった睡眠時間をとりづらいのがシフト勤務です。この場合は、**多少異なる時間帯でも、共通して寝ている時間をつくること**がポイントになります。これを

図22　シフト勤務の人の1週間のモデルスケジュール

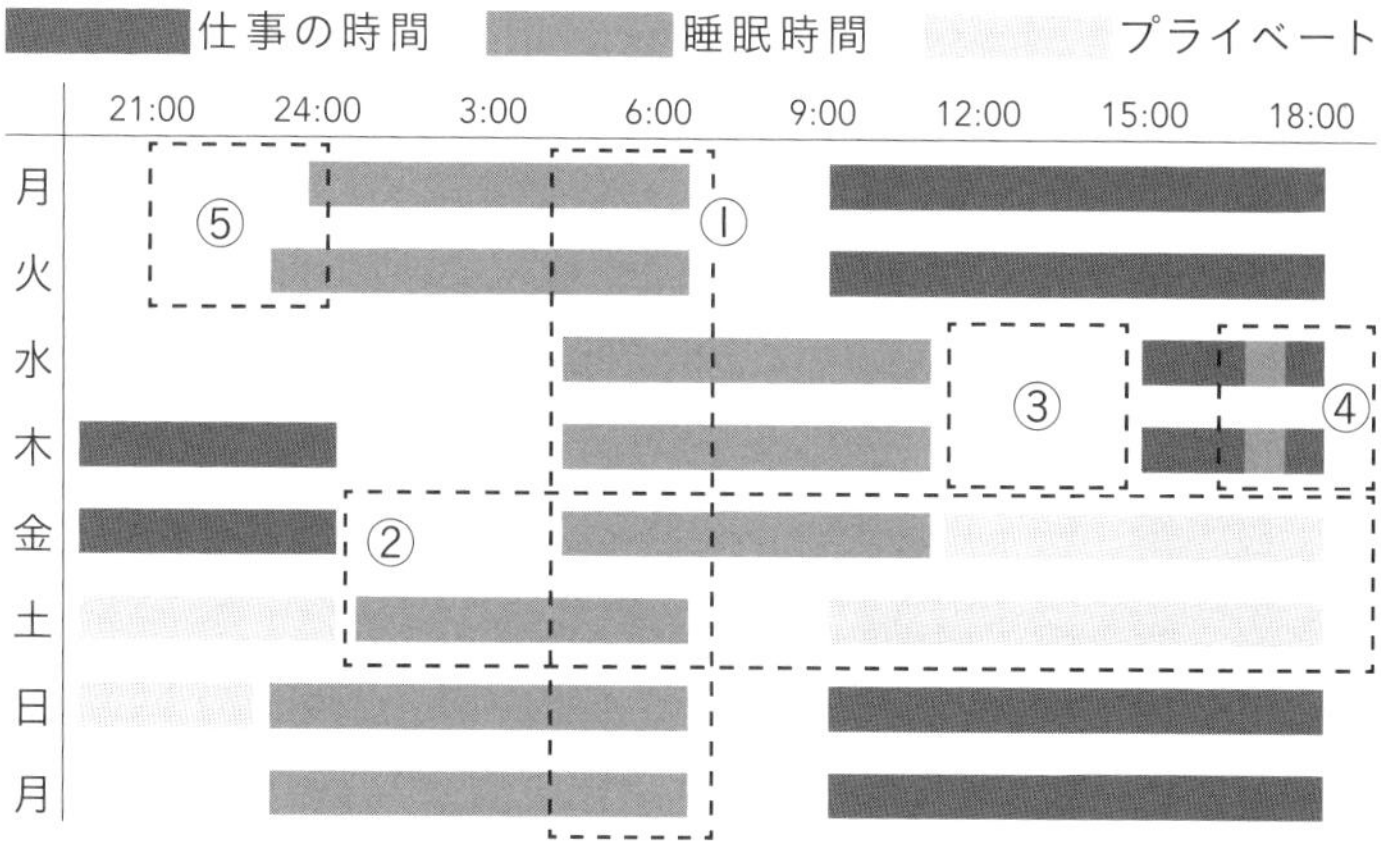

①アンカースリープで不規則でも同じ休息時間をつくる　②休日のすごし方　③起床から始業までのすごし方　④勤務日のすごし方　⑤睡眠前にできる工夫
出典：ニューロスペース

「アンカースリープ」といいます。たとえば、この表でいえば、シフトが6時間ほどずれていますが、4~7時の間は共通して眠れています（①）。

休日もシフトに左右されてしまいますが、家族や友人とすごしたい。そんな時は、**休日の睡眠時間を、休み明けの出勤日の睡眠時間に少しでも合わせる**ようにしましょう。もちろんいつも通りの睡眠時間を確保できたほうが良いですが、家族や友人とすごす時間は大切です（②）。

起床時は朝でなくても光を浴びる、熱いシャワーを浴びる（③）、勤務中の眠気対策としての仮眠（④）などは、他の勤務体系の人と同じですが、シフト勤務の人に多いのが、**「なかなか寝つけない」という悩み**です。こういう時は、とにかくリラックスすることが大切です。**身体に力を入れて一気に抜く「筋弛緩法」や「深呼吸」などがおすすめ**です⑤。

「時差ボケ」も睡眠のリズムを変えることで調整できる

働き方の話とは少しそれるのですが、海外出張や広くは海外旅行では、**「時差ボケ」**という問題がつきまといます。これも**睡眠を軸に調整できる**と考えています。

図23をご覧ください。東京とマイナス14時間の時差（サマータイムはマイナス13時間）があるワシントンD.C.への渡航を例に考えてみます。今回は出発前、機内、現地、帰国後という4つの時点でのすごし方を考えます。まず前提として、**滞在が3日未満なら日本時間基準、3日以上なら現地時間でリズムをつくります**。

3日以上の場合は現地時間に合わせるので、出発時に東京は19時ですが、ワシント

図23　時差ボケの調整

1. 出発前、機内、現地、帰国前、帰国後で次の目的地の時差に合わせて、食事、光、体温、睡眠を調整する
2. 滞在が3日未満なら日本時間を維持、3日以上なら現地に調整

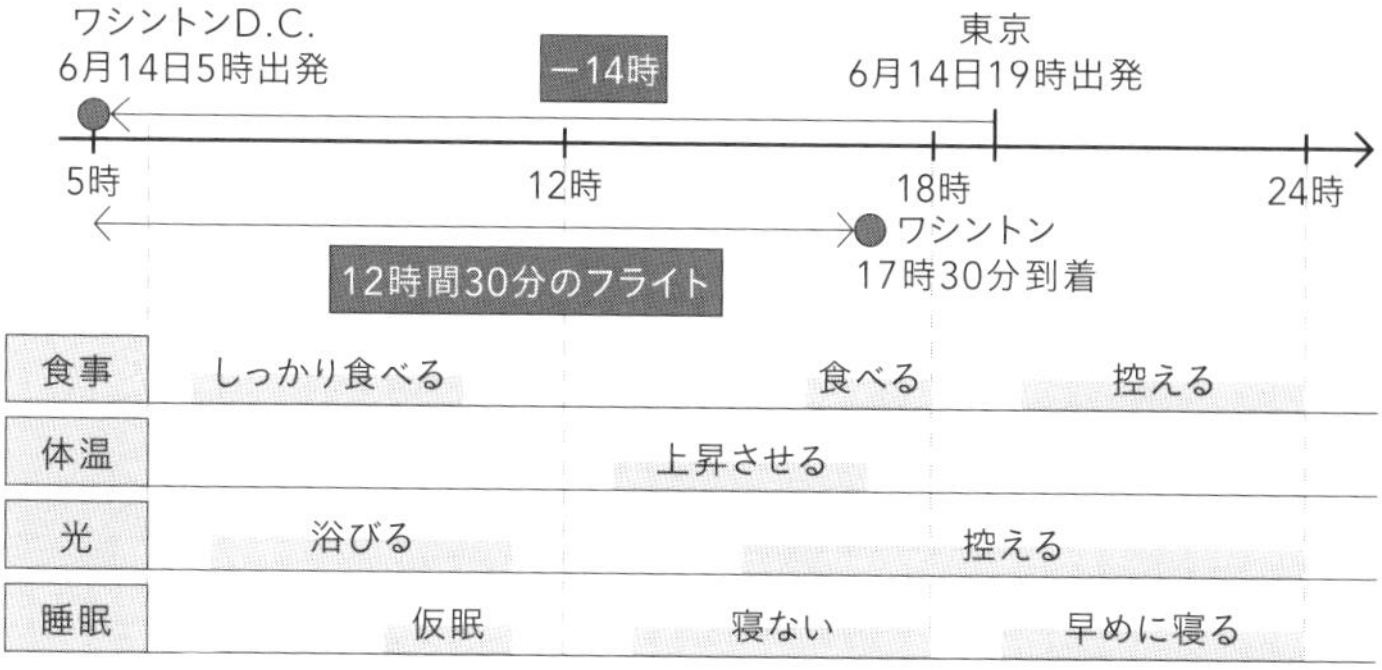

ワシントンへの直行便を想定（サマータイムの場合は時差は−13時間）。目的地の時差に合わせて、当てはめてみよう　　出典：ニューロスペース

ンは早朝5時です。ここからワシントン時間ですごすので、**フライト中に本睡眠はとりません。機内で食事はしっかり食べ、30分程度の仮眠をとったら、あとは到着時刻まで眠りません。**睡眠圧が溜まっているので、**到着日はできるだけ早めに寝ることがベスト**です。また、**到着してからはなるべく光を浴びない**ようにすることも大切です。

逆に出発が日本時間の平日早朝の場合、現地到着は同日の早朝ということになります。その場合は、到着した日の日中の眠気をどう避けるかが重要ですよね。この場合は、**フライト中に十分な睡眠をとる必要があります**。現地

時間に合わせてリズムをつくる必要があるため、**出発前日は本睡眠をとらず、フライト中の睡眠の質をできるだけ上げることを意識しましょう。搭乗まではなるべく光を浴びないように注意し、機内でもアイマスクや首を固定できる枕を使用するなどし、可能な範囲で睡眠環境を整えましょう。**

第7章

睡眠の現在地と未来

眠らない動物はいない

地球上に眠らない動物はいません。

もちろん、キリンの睡眠時間が極端に短かったり、長時間眠るナマケモノがいたりと種によって違いがありますが、眠らない動物は見つかっていません。

ただし、眠り方は別です。哺乳類の中でも人間とそのほかの動物を分けたとき、眠り方に違いが出てきます。

人間以外の哺乳類は、今この瞬間にも天敵から捕食されてしまうかもしれないという危険にさらされています。特に、弱肉強食という過酷な世界で生きている野生動物たちはゆっくりとまとまった時間眠ることはできません。このため、ほとんどの種が「多相性睡眠」という手段をとっています。第4章でも説明しましたが、**多相性睡眠とは、1日に何度も眠ることをいいます。分割睡眠とも呼ばれますが、短時間寝ては**

起きてを繰り返す眠り方によって、敵の襲来に備えるのです。

対して人間は、寝て起きる時間がほぼ一定。そして、たとえば8時間睡眠など連続して眠ることが当たり前です。この眠り方を「単相性睡眠」と呼びます。

なぜ、同じ哺乳類なのにもかかわらず、眠り方に違いが生まれたのでしょうか？

この理由にはさまざまな説が唱えられていますが、私は、脳が大きく進化したことによって、人間が「単相性睡眠」という手法をとるようになったのではないかと推測しています。

言葉と共に発展を遂げてきた人間

進化において他の哺乳類と比較したとき、人間が圧倒的アドバンテージを持つ分野は、間違いなく文字の発明でしょう。言葉、言語を文字としてを書き記すことで書物として残し、話し言葉をとおして人間同士の高度なコミュニケーションを生み出しました。

そして、そこには過去の記憶や喜怒哀楽といった感情が伴いながら、今の社会が構築されてきました。こういった高度な知的能力を背景に発展してきたからこそ、ほかの種に比べて人間の脳が大きく進化したのです。

さて、突然ですが、みなさんに見ていただきたい人形があります。

左のイラストは、人間の感覚神経がいかに偏っているかを表したものです。現代社会が発展するにしたがって、人間の五感がどういったバランスで外部から情報を得ているのかが表されているのですが、極端に目と舌、そして手が大きくなっていますね。

人間は、甘いものやしょっぱいもの、脂っこいものなど刺激物に対して舌で快感を感じやすく、言葉を介してコミュニケーションを取り合います。また、目からの情報は90%を占めるといわれており、手で感触を確かめ、判断するものが多いのも事実です。

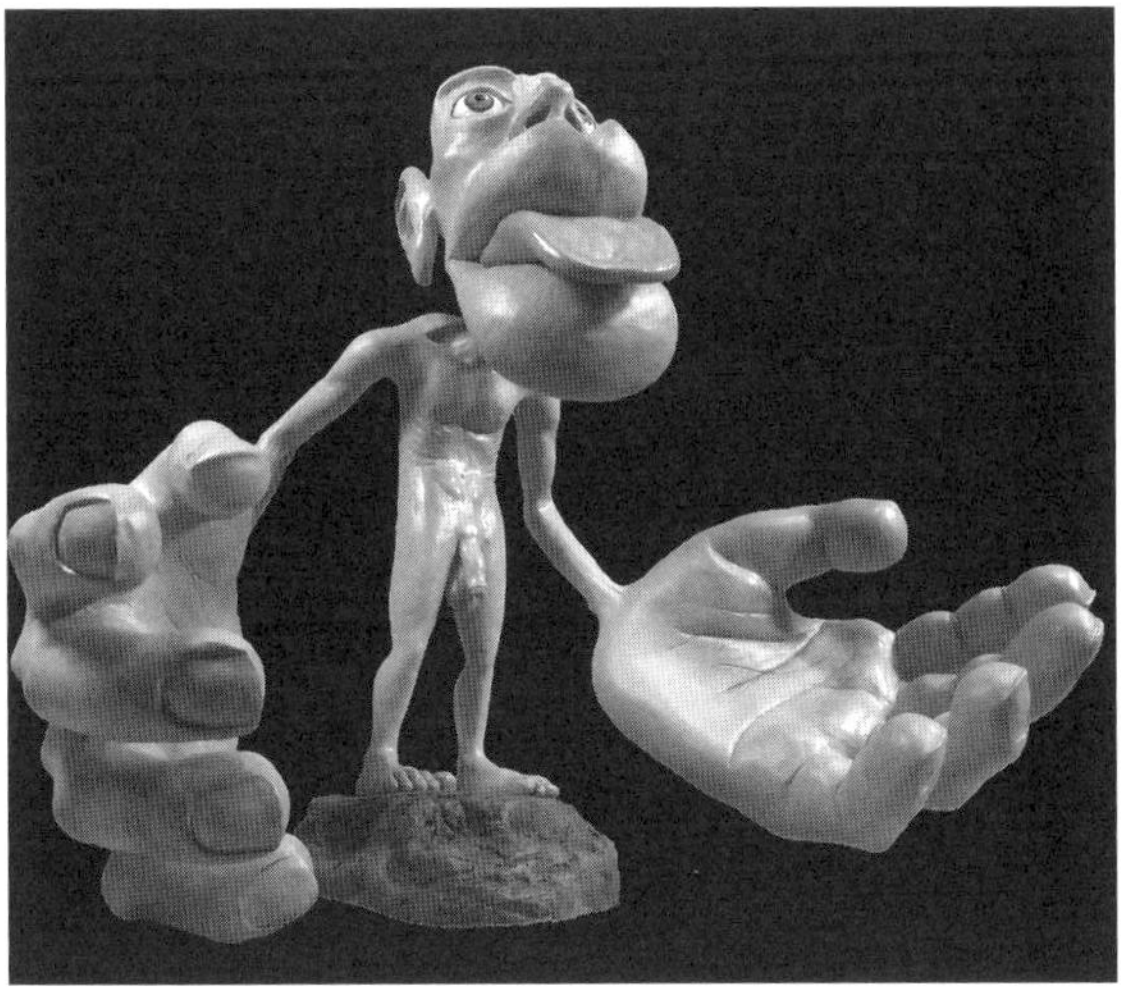

アメリカ・カナダの脳神経外科医ワイルダー・グレイヴス・ペンフィールド博士のホムンクルス　写真 ©Mpj29

このように目・舌・手から仕入れられた大量の情報は、すべて脳内で処理されます。

入ってくる情報量の多さに加え、過去の記憶に基づいて高度な情報処理を常に継続していかなければなりません。裁く情報量の多さに対応するため、進化の過程で機能の追加がなされていきました。

さらに、言葉や文字を操る種になったことで、特に「ストレス」とどうつき合うかが求められるようになりました。第1章で解説したとおり、**私たち**

人間はレム睡眠中にある程度嫌な記憶を整理することができます。逆にいうと、連続して眠りをとらなければ、整理しきれないほどの情報社会の中で生きているのが人間なのです。

文明発展の代償である睡眠

脳が大きく進化したことによって、高度な知的能力とともに人間はさまざまな発明品を生み出してきました。**より便利な生活を実現させてきたその一方で、本来人間に備わっていた休息、つまりは睡眠に関してはマイナス面を生み出しているのも事実**です。

ここからは現代の睡眠を考える上で外せない人間の発明を紹介しながら、現在と過去の人間の睡眠を比較していきたいと思います。

まず、私たち人間社会に「時間」という概念が生まれた背景には、時計の発明があります。

それまでは、日の出とともに一日が始まり、日没とともにその日を終える生活を送っていました。太陽に同調して生きていた世界に「何時にこれをしなければならない」という制約が加わったことで、時間の使い方に対する柔軟性が削がれてしまったのではないかと考えられます。

次に挙げたいのは、人工的な光の発明です。夜になっても活動できる社会を創造した結果、「朝起きて夜眠る」という本来の睡眠リズムは阻害されました。

さらに、携帯電話とインターネットが登場し、いつでもどこでも世界中誰とでもつながれる時代になりました。今は、小さな子どもでもスマートフォンさえ持っていればベッドの上でも、世界中にコンタクトできる時代です。これは裏を返せば、朝・昼・晩の時間は関係なく24時間オンラインの状態にさらされていることになります。

もちろん、これらの発明を否定したいわけではありません。文明やテクノロジーの発展は私たちの社会を豊かにしてくれました。しかし、文明進化と情報革命によって、少しずつ人間の睡眠が狂い始めてしまったのもまた事実なのです。

資本主義が睡眠を阻害している？

さらに、セキュリティ面でも人間は発展を重ねてきました。遡ること江戸時代、この時には光や時間の概念は存在していたかと思いますが、安全という面では「睡眠格差」が生まれていたことが推測されます。

貧富の差が激しかった時代、裕福な家は門番を雇って安心をお金で手に入れられました。その一方で貧しい家のセキュリティは甘く、泥棒や強盗を警戒して、安心して眠ることはできませんでした。**経済格差が睡眠の格差にそのまま比例していた**と考えられます。

この時代と比べると、令和の日本を生きる私たちは、事件や事故に巻き込まれない限りは何かに襲われることもなく、安全に影響するほどの貧富の差もありません。また、野生動物のように弱肉強食の世界で生きているわけではないので、寝ている間に襲われる可能性も低い。よほどのことがない限り、命に関わる危険に怯えて眠れないということはないと思います。

しかし、過去やほかの哺乳類と比べても、明らかに眠れる社会を形成しているのに、十分に睡眠がとれているかは疑問です。

文明の発展によって、安全に眠れる状況は確保されているにもかかわらず、便利な発明の恩恵と引き換えに、膨大な仕事量や過度なストレスなどさまざまな理由から睡眠が犠牲になっているのです。

睡眠で組織が実現できること

このように文明発展とともに、睡眠は軽視されてきました。その結果、さまざまな事故が起きてしまっています。

その上で睡眠課題を解決し、「何を実現させるか」という目的は、企業によってバラバラです。

たとえば、「社員の健康を実現したい」場合1つとっても目的とモチベーションはこのように変わってきます。

- **「メンタル不調になりやすいシフト現場を見直したい」**
- **「出社していながら体調不良などが原因で従業員のパフォーマンスが低下しているプレゼンティズム状態を解消したい」**
- **「メンタル不調からくる退職者や離職者を減らしたい」**
- **「眠気による産業事故を減らすため労務安全管理を強化したい」**

図24　睡眠改善によって何を実現させるか？

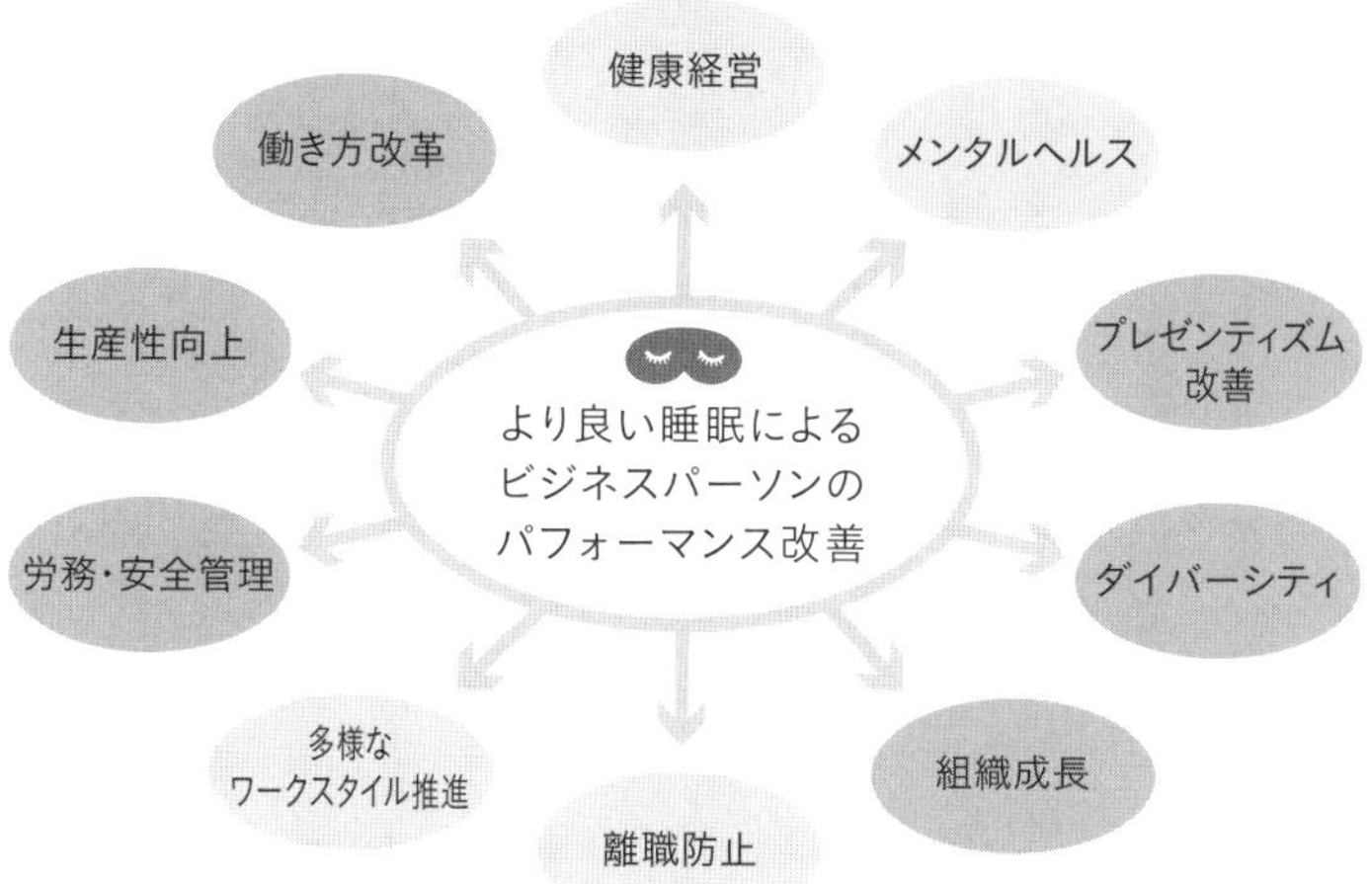

出典：ニューロスペース

もし、これを読んでいるあなたが睡眠課題のソリューションを探しているのであれば、こういった**目的とモチベーションをよく考察すること**をおすすめします。

私が講演などを行うとき、企業が睡眠にお金を払う目的は多岐に渡るという話をするのですが、図24のように、睡眠によって得られるものは数多くあります。

これからの資本主義社会の在り方

日本人はどちらかというと集団を重要視しますが、海外は個を大事にします。

仕事ありきの個人ではなく、その先のファミリーありきで生活がまわっています。「プライベートの充実があっての生活」という考え方が根づいているので、**個人の睡眠を犠牲にして生産性を上げるという考え方はそもそもあまり持っていません。**

また、基本的に成果主義を掲げているため、「何時に出社しなければならない」といった出社時刻の制約が少ないのも海外の働き方の特徴です。デスクワークなら何時に来たっていいし、チームで約束されたミーティングに出るようにすればＯＫ。比較的そのあたりは自由なのです。

常識まではいかないものの、昼休憩を指す言葉である**「シエスタ（siesta）」**は海外のほうが浸透しています。また、**マインドフルネスやメディテーション**などの瞑想も、西海岸のインテルを始め、シリコンバレー系の企業では戦略的に取り入れているといいます。海外では比較的浸透している「休む」という概念――今後の日本社会も見習い、取り入れていくべきです。

最近になって、ようやく政府も動き出しました。日本経済の視点から見ても、生産性の向上は喫緊の課題であり、「睡眠」はその解決策の1つとして、政府も注目しているのです。それらの動きの一部を見ていきましょう。

予防医学を推奨する経済産業省の取り組み

昨今、**日本の公的医療費は膨らみ続けています**。厚生労働省の発表によると、2018年度の国の概算医療費は42・6兆円。前年度と比較すると0.8%増で、2

図25　予防・健康管理への重点化

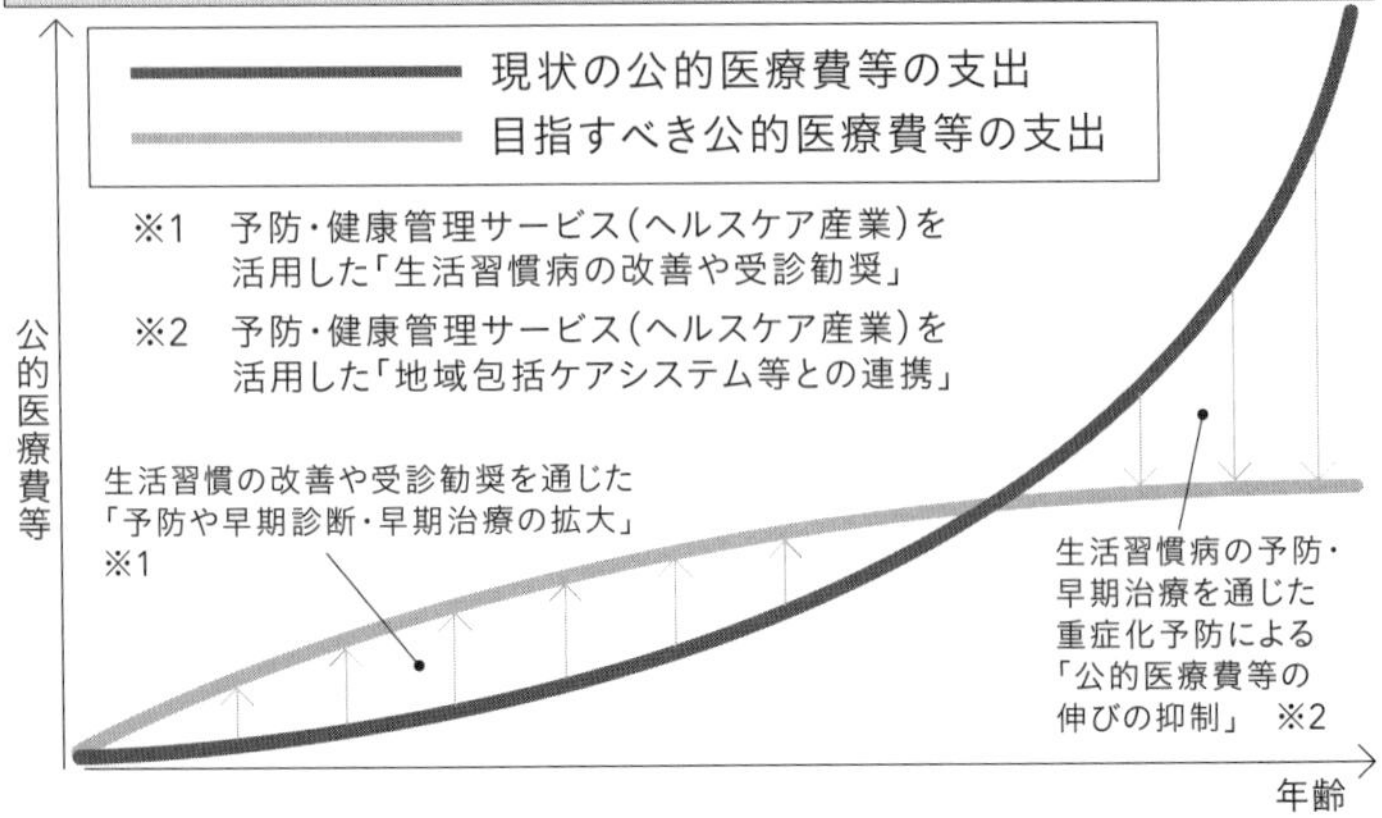

出典：次世代ヘルスケア産業協議会事務局／経済産業省『次世代ヘルスケア産業協議会の今後の議論について～アクションプラン2019に向けて～』

年連続過去最高を更新。年々莫大な額になっていく中、経済産業省は、医療以外のヘルスケアサービスを充実させなければならないという姿勢を見せ始めました。

図25を見てみましょう。

これは、経済産業省が設置している「次世代ヘルスケア産業協議会」が2018年度に提出したという資料の一部です。「予防・健康管理への重点化」のグラフの縦軸が公的医療費等、横軸が年齢となっています。

膨らみ続ける公的医療費をこのまま

放っておくと、黒のグラフが示すように上がり続ける一方です。この部分をいかに減らしていくかを政府も課題として捉え、公的医療費に歯止めをかけるために、経済産業省は予防や早期診断・早期治療の拡大を推奨しています。

つまり、グレーのグラフが示す公的医療費にするために、病気になる前に医療機関を利用すること、また、医療以外のヘルスケア産業の発展も求めているのです。

人生100年時代の睡眠

最近、**「人生100年時代」**というキャッチコピーを至るところで目にするようになりました。平成30年に厚生労働省から出された「高年齢者の雇用状況集計結果」によると、70歳以上働ける制度のある企業は全体の25・8％と前年度よりも3・2ポイント増加しています。超高齢化社会に突入した日本は、定年退職の年齢が上がっているのが現状です。

言い換えれば、いかに**健康長寿を実現させ、高齢になっても現役を貫いていけるかということが重視される時代**になってきたということ。病気を予防し、生活習慣を整えるという観点では、睡眠を含め、さまざまなヘルスケアサービスの充実化が今後なされていくことは必至です。

これらの実現性を高めるため、経済産業省は**健康経営銘柄の選定**を積極的に行うような動きを見せています(図26)。

これは従業員の健康を実現していくための取り組みを実施している企業を政府が認めるという施策。自治体と連携した健康経営顕彰制度を推進することで優良な健康経営に取り組む法人を見える化し、従業員の健康管理を経営的視点で社会評価する姿勢を示しているのです。

一方、厚生労働省では、ストレスチェックの義務化、働き方改革で長時間労働を是正し、リモートワークを推奨する動きなどが活発化しています。**働く時間ではなく、**

図26　健康経営に係る顕彰制度の推進　全国規模の取組

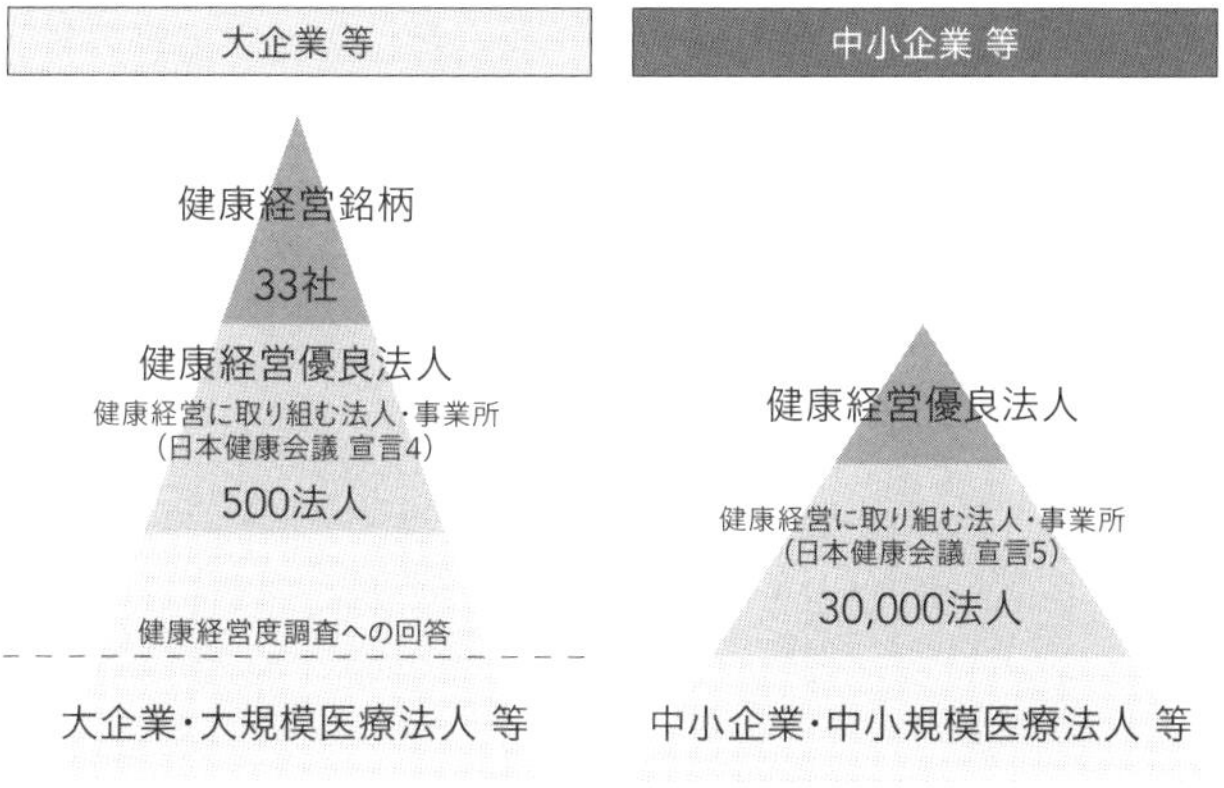

出典：次世代ヘルスケア産業協議会事務局／経済産業省『次世代ヘルスケア産業協議会の今後の議論について〜アクションプラン2019に向けて〜』

労働生産性を上げることが資本主義社会においての肝になるという流れに世の中が変わってきており、いかにストレスを溜めずに健康に働けるかという部分が重視されつつあるのです。

このような考え方をどう現場に落とし込んでいくのか？　今後、それぞれの企業が考えていかなければなりません。

個人の睡眠がパーソナリティとして認められる社会に

医療費削減のため、経済産業省が公的医療以外のヘルスケアサービスを促し、厚労省は働き方改革を推進しています。身体への負担なく、いかに生産性を上げて働けるかという部分を重視するようシフトしています。さらに、国土交通省は、昨年運輸業の睡眠不足チェックを義務づけました。このような政府の取り組みは非常にすばらしい傾向だと考えています。

まさに、私が理想の形として掲げる「睡眠資本主義社会」へ近づく大きな一歩です。まだまだ課題は山積みですが、**眠れている企業であるほど評価される時代**が来ることは必然です。

文明発展に伴い、私たち人間の睡眠も変貌を遂げてきました。睡眠は人間の三大欲求に入る要素ですが、時代の流れとともにもっとももないがしろにされてきた欲求だと思います。

しかし、どんな時代であろうとも共通していえるのは、**睡眠は決して犠牲にされるべきものではなく、また他人がおかすことのできない個人の権利**だということです。

私は、個人の睡眠がパーソナリティとして認められる社会になっていくべきだと思っています。「この人にはこの睡眠時間と眠り方が合っている」ということを会社が理解し、きちんと尊重できていれば、良い働き方ができる。やがてそれは企業の信頼感や価値へとつながり、ゆくゆくは文化をつくります。睡眠資本主義は、私たちの豊かな社会をつくるための大切な考え方であり、**睡眠こそが企業価値を向上させ、現代の資本主義社会の中で、大きな競争力になるのです。**

最高の睡眠のために

現状、日本では5人に1人が睡眠で悩んでいるという統計データがあることを序章でお話ししました。私たちが思っている以上に睡眠問題で困っている人の数は多く、睡眠をないがしろにし続けてきた大きなツケがまわってきています。

ここ数年で企業が睡眠に対して積極的な姿勢を見せるようになってきたと感じていますが、まだまだ足りません。

いかに日本のテクノロジーが進化して、睡眠を正確に可視化し、最適なソリューションを提供しても、さまざまな社会的要因に邪魔されることもあります。根づいてきた精神論や眠りに対しての浅はかな思い込み……。睡眠を阻害する要素はそこら中に転がっています。

だからこそ、一人ひとり違う睡眠を尊重し、文化として根づかせなければならないのです。そのためにも、みなさんは正しい睡眠の技術を実践し、睡眠を自分なりにデザインしていってください。質の良い睡眠は必ず、新しい世界を見せてくれるはずです。

社会全体が睡眠をブランドとして、また自慢できる文化として捉える新しい世界の実現に向けて、私は挑戦を続けます。眠ったほうがクールだと思われる世界を共につくってきましょう。

みなさんが毎日最高の眠りをとれるよう願っています。

おわりに

多くのお客様や協業企業、そして応援して下さるすべての人たちに支えられ、ニューロスペースは2020年で創業から6年が経ち、7年目に入りました。私一人で起業した当初は、社会の睡眠に対する関心などが低かったため、睡眠をビジネスにすることが難しく、売上もつくれず私自身の生活もままならない状況に陥りました。近年、健康経営や働き方改革、ヘルスケア産業の活性化など、時代が人々の健康を尊重するようになりました。それと同時に、これまで関心が低かった睡眠を多くのメディアが取り上げ、更には SleepTech ビジネスが世界中で注目されるようになってきました。

私たちニューロスペースが創り上げるのは、一人ひとり違う睡眠の多様性を認め合い、人と社会が睡眠を尊重し、睡眠を軸として人々の未来の可能性を示し、人生の選択肢が増える、そして社会全体が進化していく世界です。

人間の根源的欲求である食事が、中華、イタリアン、フレンチなどいろいろと選べて楽しめるように、睡眠においても選べて楽しめるそんな世界を実現していきます。そのためにはまず、現代社会で起きている睡眠問題を解決しなければなりません。特に、この資本主義社会の中、産業現場で働いているビジネスパーソンはシフト勤務や夜勤などさまざまな勤務体系によって、またストレスや家庭の事情など多くの外的要因によっても睡眠が阻害されています。

そんなビジネスパーソンの睡眠を個人だけで解決するのではなく、会社にも協力をしてもらい、一人ひとりの睡眠を尊重した就業規則や働き方などを工夫していく必要があります。

また現在、睡眠の新たなSleepTechビジネスの創出のために、他業界の企業に協力をいただき、さまざまな取り組みを行なっています。たとえば、ＡＮＡホールディングスと時差ボケ調整アプリの開発、寝具メーカーや通信会社と取り組むスマートマットレスの開発、三菱地所や東急不動産ホールディングスとの仮眠室の開発、ＳＨＡＲＰとの快適な睡眠に特化したエアコン制御機能の開発などのプロジェクトを進めています。このような多くの素晴らしい企業と協業をすることで、睡眠に課題をもっている、またもっと睡眠を良くしたいと思っている何万人、何億人という私たちだけではアプローチができない多くの人々へ、ニューロスペースの価値を提供し、社会に貢献していけると考えています。そのような思いから、我々ニューロスペースのブランドは「lee」になっています。lee とは sleep の中の文字です。前述のとおり、睡眠は一人ひとり最適な時間や種類、クロノタイプなどがバラバラであり、その自分の睡眠パーソナリティを見つけ出し、それを皆で尊重し合い生活することが、人々の幸せにつながるはずだと信じています。そのような意味で、私たちニューロスペースの想い、そしてテクノロジーが、全世界70億人の睡眠の中に存在する未来を創出する。その決意のもと lee というブランドに決めました。

ニューロスペースの睡眠の計測技術、解析技術、課題解決のソリューション、そして挑戦するマインドがすべての人々の睡眠の中に存在し、それによって社会を進化させたいと考えています。

また、SleepTech ビジネスが盛り上がっている一方で、それが一過性のものではなく持続的なものとして社会実装され、文化となり、人々の睡眠の意識を変革していくためにはまだまだ大きな努力が必要だと考えています。
私はその実現に向けてニューロスペースの最高の仲間と一緒に挑戦し続けて参ります。

最後に、私がこの世に生まれてから学生時代そして社会人になり起業してからの辛い時期、そして今もずっと応援し支えてくれている両親、そして家族、ニューロスペースを創業期から応援していただいている方々や株主の皆様、ニューロスペースのお客様、この本を最後まで読んでいただいた読者のみなさま、そしてニューロスペースを支える大切な仲間全員に心から深く感謝を申し上げます。

【第３章】
・厚生労働省「e-ヘルスネット」
(https://www.e-healthnet.mhlw.go.jp/)
・Anne-Marie Chang, Daniel Aeschbach, Jeanne F. Duffy, Charles A. Czeisler：Evening use of light-emitting eReaders negatively affects sleep, circadian timing, and next-morning alertness
(https://www.pnas.org/content/112/4/1232)

【第4章】
・井上昌次郎「睡眠科学の基礎 ヒトの睡眠の特殊性と多様性」東京医科歯科大学生体材料工学研究所
(http://jssr.jp/kiso/kagaku/kagaku09.html)
・岡田(有竹)清夏「乳幼児の睡眠と発達」東京大学大学院教育学研究科附属発達保育実践政策学センター
(https://www.jstage.jst.go.jp/article/sjpr/60/3/60_216/_article/-char/ja)
・林 光緒、堀 忠雄「午後の眠気対策としての短時間仮眠」広島大学大学院総合科学研究科
(https://www.jstage.jst.go.jp/article/jjppp1983/25/1/25_45/_article/-char/ja/)

【第5章】
Born J, Hansen K, Marshall L, Mölle M, Fehm HL：Timing the end of nocturnal sleep.
(https://www.nature.com/articles/16166)

【第6章】
Céline Vetter,Dorothee Fischer,Joana L.Matera,Till Roenneberg:“Aligning Work and Circadian Time in Shift Workers Improves Sleep and Reduces Circadian Disruption”.
(https://www.ncbi.nlm.nih.gov/pubmed/25772446)

主要参考資料

【序章】

・Cheri D. Mah, Kenneth E. Mah, Eric J. Kezirian, William C. Dement : The effects of sleep extension on the athletic performance of collegiate basketball players
(https://www.ncbi.nlm.nih.gov/pmc/articles/PMC3119836/)

・櫻井 武『睡眠の科学・改訂新版 なぜ眠るのか なぜ目覚めるのか(ブルーバックス)』 講談社

・三島和夫『睡眠科学:最新の基礎研究から医療・社会への応用まで(DOJIN BIOSCIENCE SERIES)』 化学同人

・三島和夫『やってはいけない眠り方 (青春新書プレイブックス)』 青春出版社

・内山 真『睡眠のはなし - 快眠のためのヒント (中公新書)』 中央公論新社

・マイケル・L・ペルリス, マーク・S・アロイア他『睡眠障害に対する認知行動療法:行動睡眠医学的アプローチへの招待』 風間書房

・岡島 義、井上雄一『認知行動療法で改善する不眠症』 すばる舎

・田原 優、柴田重信『Q&Aですらすらわかる体内時計健康法―時間栄養学・時間運動学・時間睡眠学から解く健康』 杏林書院

【第1章】

・OECD Health Statistics 2019

・Marco Hafner, Martin Stepanek, Jirka Taylor, Wendy M. Troxel, Christian Van Stolk : Why sleep matters — the economic costs of insufficient sleep — A cross-country comparative analysis
(https://www.rand.org/randeurope/research/projects/the-value-of-the-sleep-economy.html)

・三島和夫「睡眠の都市伝説を斬る」ナショナルジオグラフィック
(https://natgeo.nikkeibp.co.jp/mg/article/20140623/403964)

・広島大学 医系科学研究科「精神疾患と睡眠障害」
(https://home.hiroshima-u.ac.jp/neurobio/research/project5/)

・国立精神・神経医療研究センター／三島和男「睡眠不足で不安・抑うつが強まる神経基盤を解明」
(https://www.ncnp.go.jp/nimh/sleep/release/20130214.html)

・M.P.Walker, E.van der Helm : Overnight therapy? The role of sleep in emotional brain processing.
(https://www.ncbi.nlm.nih.gov/pmc/articles/PMC2890316/)

・菅原 洋平『睡眠セルフチェック&アドバイスBOOK―10個の質問に答えるだけ!』自由国民社

小林孝徳（こばやし・たかのり）
1987年生まれ。新潟大学理学部物理学科卒。素粒子物理学専攻。2013年12月にSleepTechベンチャー・株式会社ニューロスペースを設立。睡眠の悩みを根本的に解決すべく、大学や医療機関と連携し『法人向け 睡眠改善プログラム』を開発。吉野家やANA、DeNA、東急不動産ホールディングスなどの大企業を中心にこれまで約80社1万人以上のビジネスパーソンの睡眠問題を解決してきた。現代の人々がレストランで食事を楽しむのと同じように、一人ひとりが三大欲求の1つである睡眠をデザインし楽しめる世界の実現を目指している。　【理想的な睡眠時間】7時間30分

ハイパフォーマーの睡眠技術《すいみんぎじゅつ》
人生《じんせい》100年《ねん》時代《じだい》、人《ひと》と組織《そしき》の成長《せいちょう》を支《ささ》える眠《ねむ》りの戦略《せんりゃく》

2020年2月25日　初版第1刷発行

著　者　小林孝徳
発行者　岩野裕一

発行所　株式会社実業之日本社
〒107-0062　東京都港区南青山5-4-30
CoSTUME NATIONAL Aoyama Complex 2F
電話（編集）03-6809-0452
（販売）03-6809-0495
https://www.j-n.co.jp/
印刷・製本　大日本印刷株式会社

ブックデザイン　三森健太（JUNGLE）
構　成　宮本香菜
本文DTP　加藤一来
校　正　くすのき舎
編　集　白戸翔（実業之日本社）

ISBN 978-4-408-33898-9（新企画）